簡単に、楽しく、「見る」力がつきます！

眼科医が選んだ目がよくなる写真30

ほんべクリニック院長
本部千博

興陽館

はじめに

近視や老眼、白内障など
年齢を重ねるほど
目のトラブルは増えていきます。

しかし、目を酷使する現代は視力が下がると、
裸眼では正確にモノを見ることができず、

メガネやコンタクトで
視力を矯正する
ケースがほとんど。
話題の〝目がよくなる〟本や

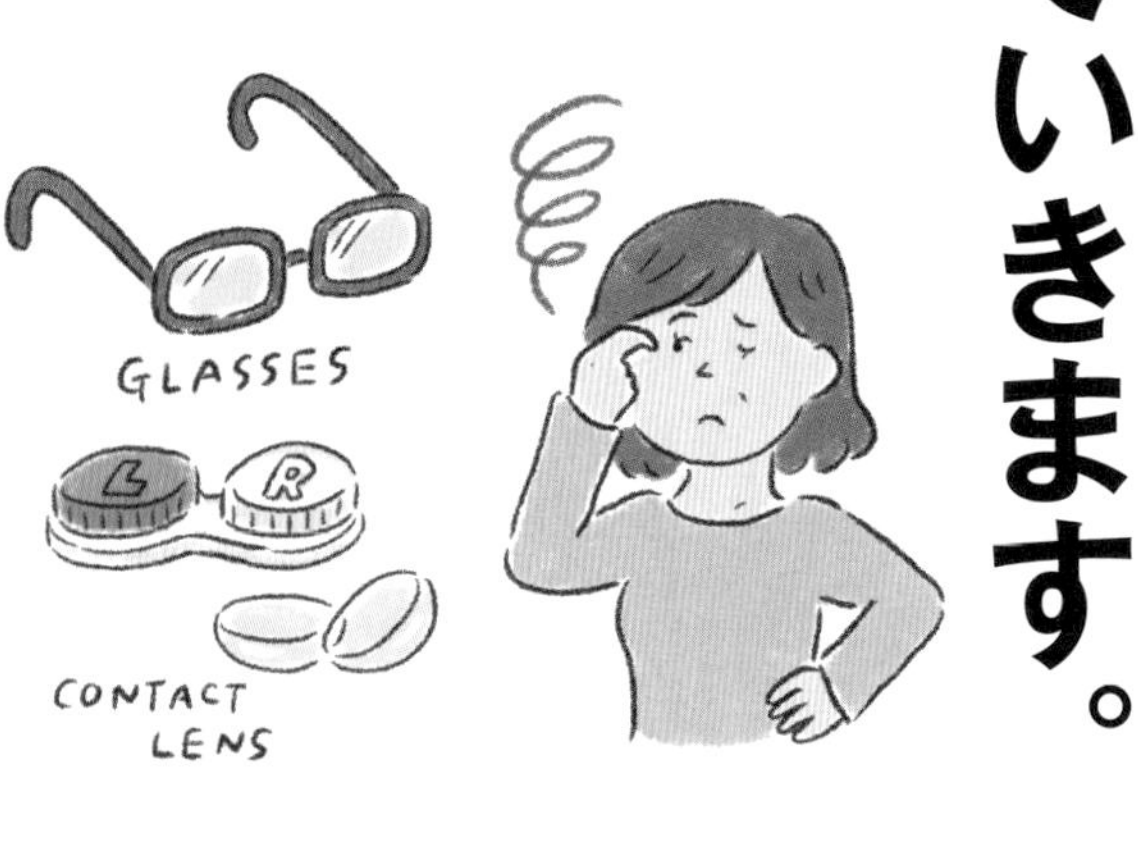

〇〇法を試しても視力が回復せず、
メガネやコンタクトの度数を上げ続けて、
裸眼生活を諦めてしまったという人も多いはず。

しかし、本当に一度下がった視力は回復しないのでしょうか？

答えはNOです！

本書で紹介する〝写真を見るだけ〟でできる
とても簡単な視力アップメソッドを習慣化すれば、

裸眼で過ごすことも夢ではありません。

写真を見るだけで視力を回復するポイント

本書では、**2つのポイント**を重視した視力回復方法を実践します。

ポイント① 「目」と「脳」に同時に働きかけるトレーニング

私たちは、目だけでモノを見ているわけではありません。網膜に映った映像を脳が認識して初めて〝見る〟ことができます。そのため、視力アップには目だけでなく脳の働きを活性化させる必要があります。

ポイント② 「目」や全身の血行をよくするトレーニング

目の不調は、体の血行不足が深くかかわっています。眼球を支える筋肉のこりをほぐせば、全身の血の巡りがよくなります。

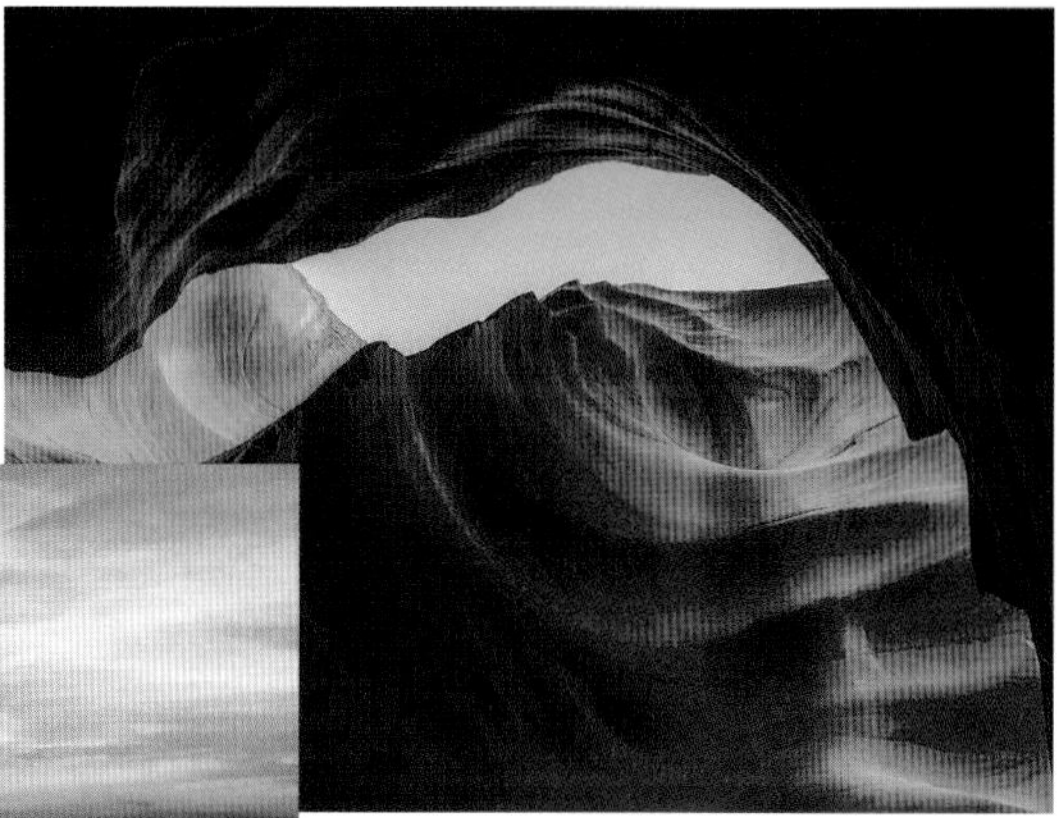

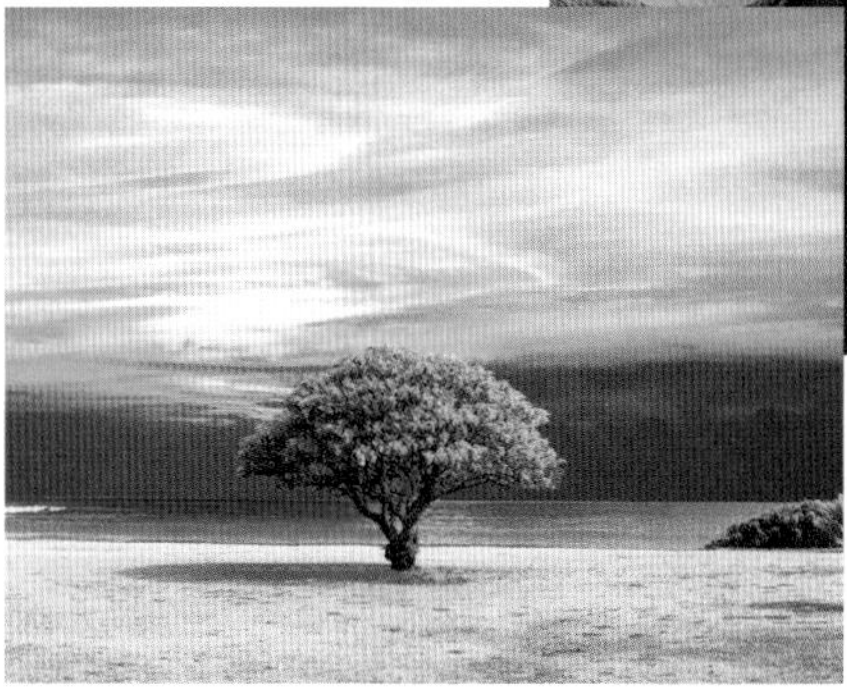

本書では、これら**2つのポイント**を
意識したトレーニングとして、
さまざまな写真を掲載しました。

もちろん、写真をただ見るだけではなく、
数字を追って眼球の血行を促したり、
クイズ形式で脳を刺激したり、楽しく
実践できるものばかり。これこそが、

私、眼科医・本部《ほんべ》千博《かずひろ》が
提唱している
新感覚のトレーニング方法
なのです。

これまで、さまざまなメソッドを実践しても、
なかなかあなたの視力が改善されなかった背景には、

楽しくない。

続かない。

本当に目がよくなっているのか
わからない。

という問題点があるのではないでしょうか。
それらをクリアしているのが、
この「眼科医が選んだ目がよくなる写真30」最大の特徴なのです。

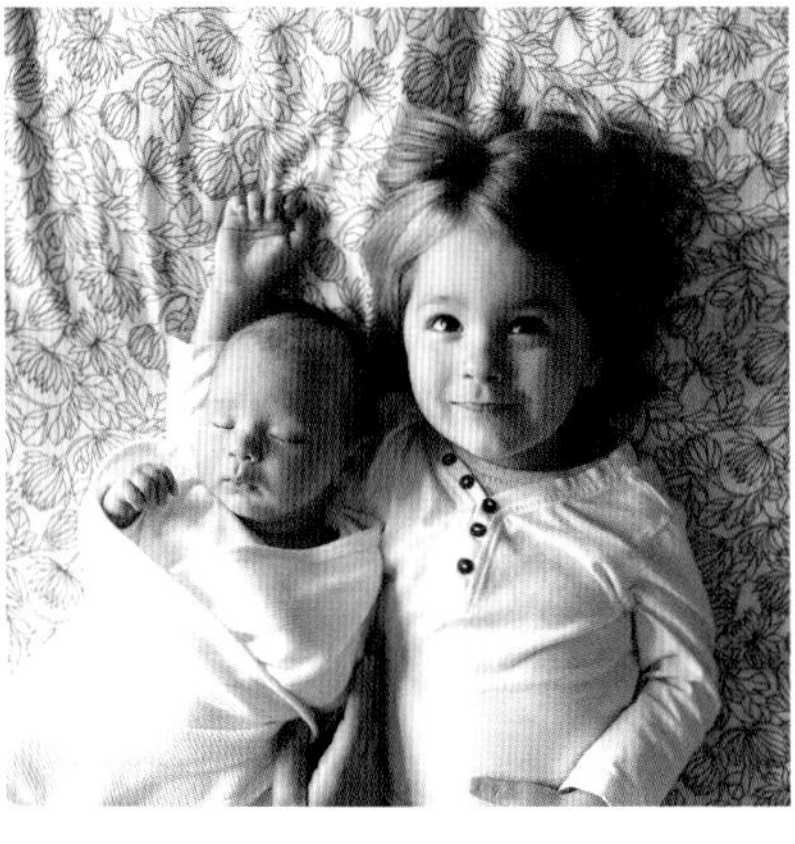

まず「楽しくない」ことを解決するのが、第4週に行う、

脳に刺激を与えるトレーニング。

一枚の写真の中から切り抜いた部分を見つけるなど、クイズ形式の写真が数多く掲載されています。

楽しくトレーニングができれば、

自然と「続かない」という悩みも解消できるはず。

また、どの写真も美しさを重視して選んでいるので、

目にやさしいものばかり。

見ているだけで癒されます。

最後の「本当に目がよくなったのかわからない」という悩みも、

セルフチェックシートで解決できます。

最終章のチェックシートで、

毎日視力をはかるだけで、

自分の視力や目の健康状態を知ることができるのです。

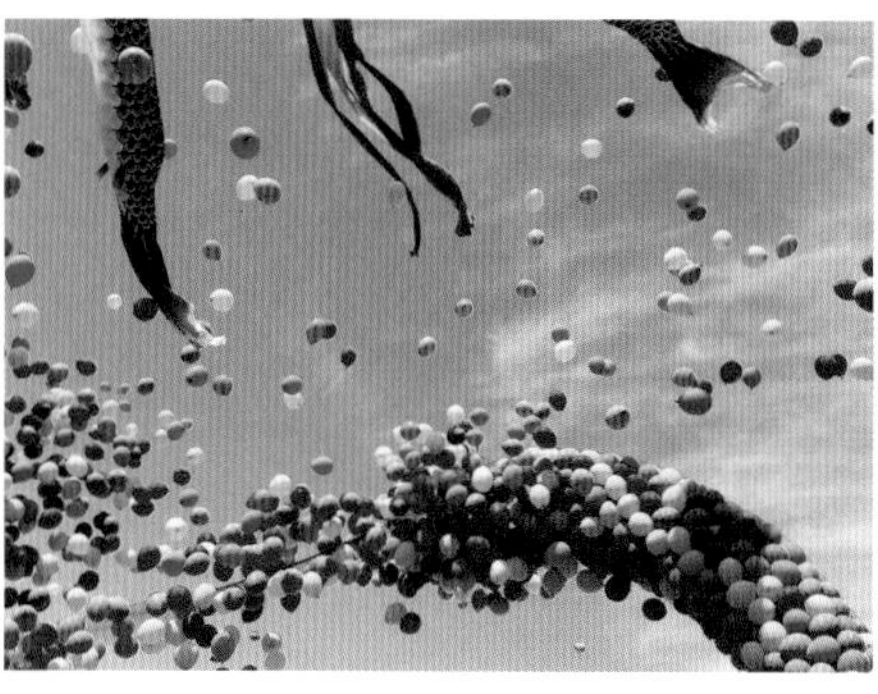

そして何より、

トレーニングは1回1分、
セルフチェックは1回たった30秒で終わるので、

生活の負担になりません。この手軽さが、継続の秘訣《ひけつ》です。

電車に乗っている最中や、
仕事の休憩時間など、場所を選びません。

まるで歯磨きや洗顔のように、
目のトレーニングを習慣化できる、

革新的な一冊なのです！

本書の写真の活用法

この本では、1週間ごとに異なるトレーニングを行います。

何よりも大切なのは継続することです。

また、巻末の「健康な目を手に入れる6つの生活習慣」では、日ごろから注意を向けるポイントを紹介。写真を使用したトレーニングだけでなく、目がよくなることを心がけながら生活を送るのも重要です。

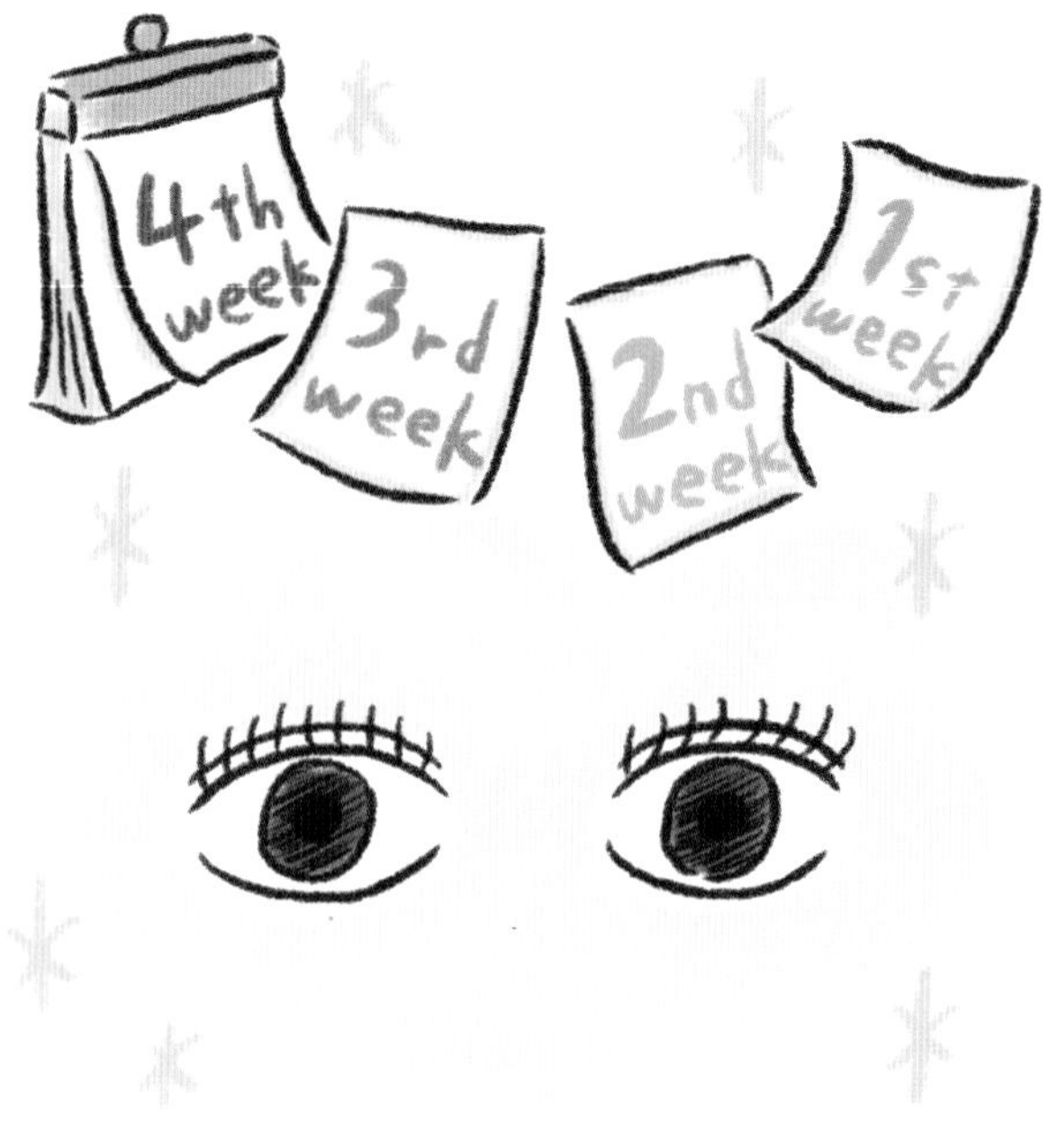

1週目　視野を広げる

2週目　目をストレッチする

3週目　目の血行を促進する

4週目　脳を刺激する

【注意】
●本を手で持ち、目から30㎝ほど離す
●本が読める明るさの部屋で行う
●最低でも1日1回はトレーニングをする

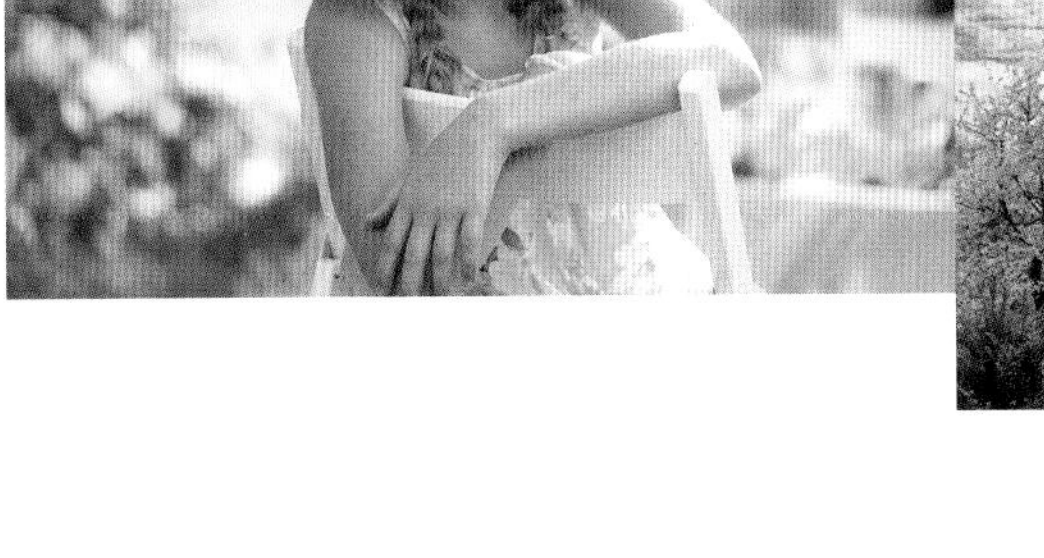

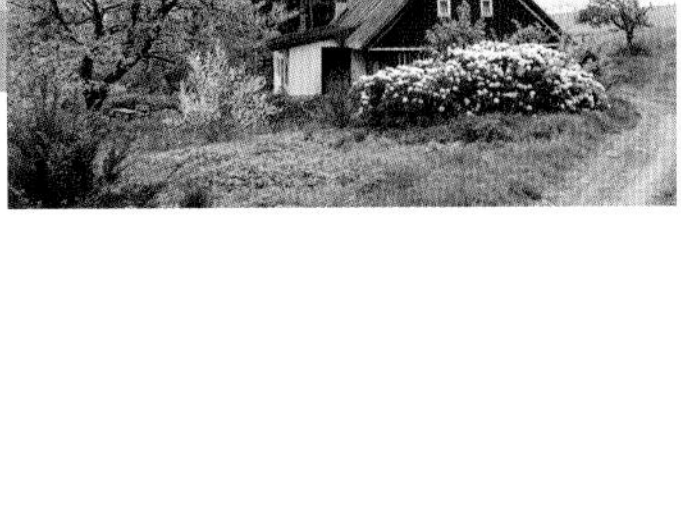

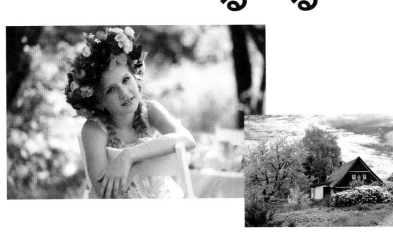

本書の写真を見るベストなタイミング

オススメはすき間時間！

4週間ワンサイクルで行うトレーニング。個人差はありますが、どれも30秒〜1分ほどで終わるものばかりです。

この本さえあれば、**場所を選ばず始められます。**さまざまなシチュエーションで行いましょう。

ぜひ、自分のペースで楽しく続けてみてください！

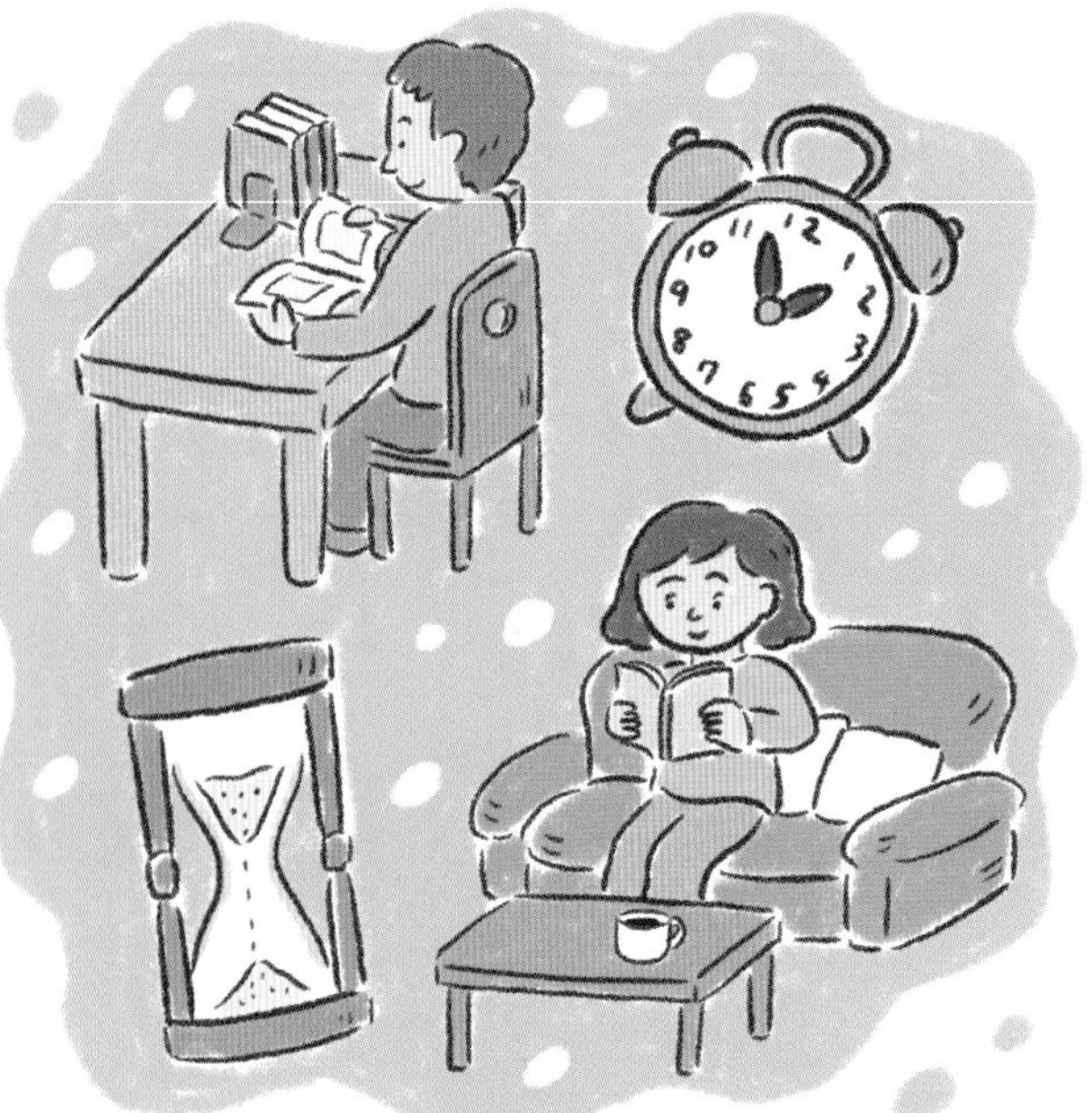

1 パソコン作業の合間に

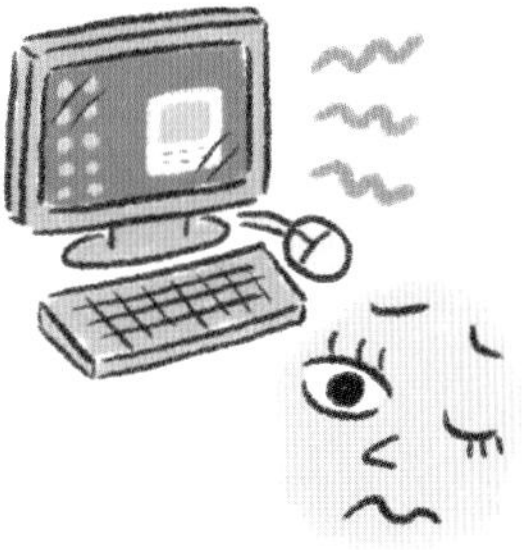

デスクワークで目を酷使したあとは、目の筋肉（眼筋）が張り詰めて緊張状態になっています。こり固まった眼筋がほぐれ、目や目の周りの血流が促されます。

2 ストレスを感じたとき

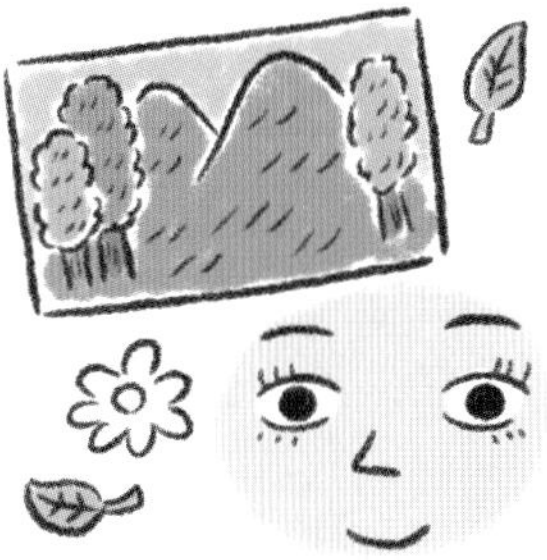

ストレスは全身の筋肉や血管を収縮させて目の周りの血流が滞り、**急激な視力の低下**を招きます。緑豊かな写真を眺めて目や脳の疲れを癒しましょう。

3 外出前にトレーニング

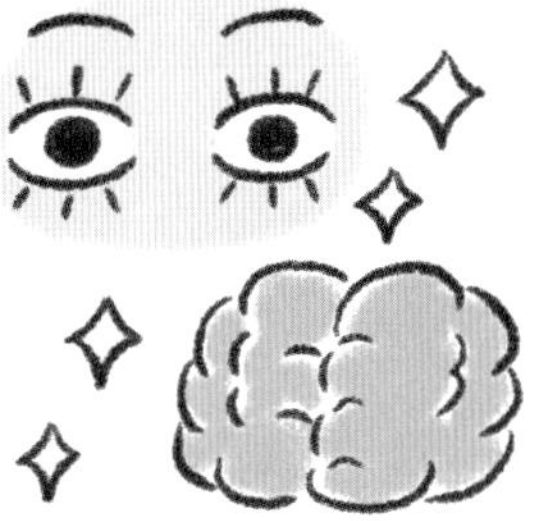

1回のトレーニングで得られる目や脳の“スッキリ感”も活用しましょう。外出前に行えば視界良好で過ごせます。

4 目が疲れたとき

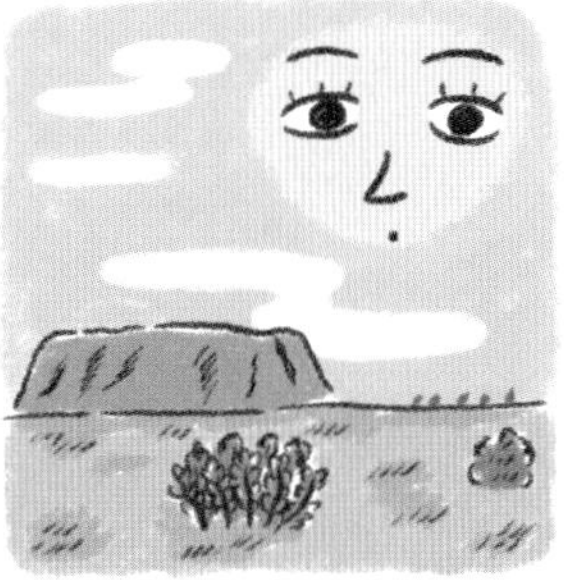

目の疲れを感じたら、**雄大な自然の写真をぼーっと眺めましょう。**緊張した目の筋肉がゆるみ、疲れから解放されます。

〝一生裸眼〟の長寿な目を目指そう

視力は、目の状態を表す指標のひとつにすぎません。

視力の高さに加えて、広い範囲を見ることを示す、

「視野の広さ」も健康的な目の欠かせない条件。

また、すばやくピントを合わせる力や、立体的にモノを見る力、目が乾く、目がしょぼしょぼする、などの違和感がない状態が、健康な目といえるでしょう。

そう聞くと「健康な目を手に入れるのは難しそう」と感じるかもしれません。

しかし、ごく少数ながら、

年齢を重ねても目の健康を維持している人は存在します。

たとえば、**裸眼で新聞が読める高齢者や、**

80歳、90歳を迎えても白内障《はくないしょう》や緑内障《りょくないしょう》などの目の病気を患っていない人です。

彼らには**目にいい生活習慣を行っている**

という以下の共通点があります。

□早寝早起きの生活

□目を使いすぎない

□適度に体を動かす

□姿勢がいい

□バランスよく栄養を摂《と》る

これらをすべて守れているという人は、とても少ないはず。
なかには目と関係がないと感じる習慣もあるかもしれません。

しかし、目は体の一部です。

体にとってよいことは、目にもよい影響を与える可能性が高いです。
長寿の目を手に入れるためにも、

今日から目のトレーニングとライフスタイルの見直しをスタートしましょう!

CONTENTS

私たちは「脳」と「目」でモノを見る

私たちは、目を通してさまざまな情報を得ています。目には、耳や鼻と同じ感覚器官としての働きがあり、目が受け取った光の刺激から**物体の形や大きさ、色、距離や動きなどの情報**を受け取っています。この特徴から、人は「目」から情報の8割を得ているといわれているのです。

しかし、目だけではモノを正しく見ることはできません。

目はあくまで刺激を感じ取る感覚器官。**受け取った感覚を情報として処理するのは「脳」の役割**です。光の情報は、網膜《もうまく》で電気信号に変換されて視神経を通り、脳に届いたときに像を正しく認識することができるのです。

また、目の〝見え方〟を調整するのも脳の仕事です。目が受け取った光の刺激をもとに、光の屈折や明るさ、ピントを調整するように各器官に指令を出します。

さらに、脳は視野のズレも調節しているのをご存じでしょうか。視野とは、目を動かさずに見ることができる範囲のことを指します。右目と左目は同じ方向を向いていますが、それぞれの目で見える範囲には微妙なズレがあります。

両目で見たとき、上下の視野は同じですが、右目と左目は少し離れた位置にあるので、見える範囲に〝ズレ〟が生じています。この**左右の視野のズレを調節して両目で見える範囲を約200度に広げるのも「脳」の役割**なのです。

このように、私たちは目と脳の共同作業によってモノを見ているので**〝目は脳の一部〟といっても過言ではありません。**視力をアップするには「目」と「脳」の両方に働きかける必要があります。

本書に掲載されているのは、眼科医として多くの患者に接している私が選んだ**〝目と脳をトレーニングできる写真〟**ばかり。

目と脳を同時に鍛えることで、視力の若返りが図れますよ。

目がよくなるトレーニングとひと口に言っても、そのアプローチ法はさまざまです。ひとつの方法にこだわらず、脳のトレーニングや生活習慣の改善にもトライしましょう。

目が悪くなる原因は、目の酷使と悪い姿勢

日本の全人口のうち、約3分の1の日本人が矯正が必要な近視といわれています。とくに、子どもたちの近視は深刻な状況です。

文部科学省が行った『平成30年度学校保健統計調査』では、小学生34・10%、中学生56・33%、高校生の67・23%が裸眼視力1・0未満であることが判明。今後も増加する可能性が高いです。

日本人の視力がどんどん悪化している原因は**〝目の酷使〟**にあります。手元のスマートフォンやパソコンの画面など〝近く〟を長時間見ていると、慢性的な目の疲れにつながるのです。

私たちは、近くのものにピントを合わせるとき、眼球の周りにある筋肉をギュッと緊張させます。そのため、**スマートフォンの操作やパソコンの作業中は、目の周りの筋肉が常に緊張状態**になり、筋肉疲労を引き起こします。

本来、筋肉には縮んだら伸びる〝柔軟性〟がありますが、縮んでいる時間が長いほど筋肉はこり固まり、元に戻りにくくなります。すると、**目のピント調整がうまくできなくなり、視力低下を招いてしまう**のです。

視力低下の原因は〝脳の勘違い〟にもあります。ジッと座ったままパソコン画面やスマートフォンを長時間見ていると、脳は「近くが見たいなら、近くを見やすくしてあげよう」という誤った指令を出してしまいます。

すると、**近くが見えても遠くが見えにくい〝近視の目〟がつくられてしまいます。**

とくに視力低下が進んでいる近年の子どもたちは、スマートフォンの使用やポータブルゲーム機で遊ぶことが多いはず。そのため、外に出て遠くを見る機会が減ってしまい、近視化が進んでいるようです。子どもたちの近視に歯止めをかけるには、年齢に関係なく〝目のエクササイズ〟を行う必要があります。

血行不足が目の疾患を招くワケ

全身の血流が不足している人は目の病気になりやすいと考えられています。血流不足とは、全身にある60兆個の細胞に酸素や栄養素を届けることができない状態。

同様に、目や目の周りの血流も不足しているので、眼球にも栄養や酸素が届きにくくなっていいます。目には毛細血管が張り巡らされていますが、血を送り出す心臓から離れた末端部に位置しているので、血流が滞り、栄養不足になりやすいという特徴があるのです。

とくに、**首を前に出してスマートフォンを操作したり、猫背でデスクワークをしたりするクセがある人は要注意。**

姿勢が悪いと首の骨が血管や神経を圧迫して、目や脳に血液が届きにくくなってしまいます。

同様に眼球内をキレイに保つリンパ液（房水《ぼうすい》）の淀みも、血行不足と深いかかわりがあります。

とくに**〝リンパ液の淀《よど》み〟は、失明につながる疾患の原因**になります。

たとえば、視野が欠ける「緑内障」は、淀んだ房水が眼球内に停滞して眼圧が上がり、視神経を圧迫する病気です。

緑内障と同じ症状が表れる「正常眼圧緑内障」は、視神経の栄養不足が原因。正常眼圧緑内障は、栄養が不足して弱ってしまった視神経が正常な眼圧に耐えられなくなって発症します。いずれも放置すると失明につながる、とても恐ろしい病気です。

目の健康を維持して視力を回復するには、**血行改善が大きなポイント。**

こまめに**目の周りをホットタオルで温めたり、本書の写真を使って眼筋のこりをほぐす**など、日ごろのケアを心がけましょう。

なかには、冷たいタオルを目に当てるのが好きな人もいるかもしれませんが、長時間冷やし続けるのはNG。目の周りを冷やしすぎると、血管が収縮して血行が悪くなってしまいます。目の筋肉はもちろん、首や肩のこりも悪化し、疲れを解消できません。目の疲労を感じたら温めましょう。

入浴中に湯船に浸かりながらホットタオルを目に当て、目を開けたまま眼球を上下左右に動かすと、効率的に目の筋肉のこりをほぐすことができます。

裸眼の時間**が**自然治癒力**を**呼び覚ます

私は近視に悩む患者さんに「**視力検査の結果が悪くても、すぐにメガネをつくる必要はない**」と伝えています。

なぜなら、近視の診断が出てすぐにメガネやコンタクトレンズを装着すると、視力の低下につながるからです。

なぜならメガネやコンタクトレンズは近視を治すものではなく、あくまで**視力をサポートする“松葉杖《まつばづえ》”のような存在**だから。

松葉杖はケガが治れば手放すことができますが、メガネやコンタクトレンズは、一度使うと一生使い続ける人も少なくありません。しかも、脳はそれらを長く使うほど「自分の目はよく見える」と勘違いして回復を怠けてしまい、視力低下がさらに進みます。

では、視力低下を防ぐにはどうすべきか。その答えは「**裸眼の時間**」にあります。

人間には、**悪いところを自力で治そうとする〝自然治癒力〟**が備わっており、その力をフルに発揮すれば、近視の進行を防ぎ、視力を回復することも可能です。

そのため、私は「**必要なときだけメガネやコンタクトを使い、目の調子がいいときは外す**」という方法を患者さんにすすめ、裸眼の時間を増やすように促しています。

このメソッドを実践しただけで、実際に視力検査の数値が上がったという患者さんもいました。ある程度、近視が進んでいたとしても、進行を食い止めて、視力を回復することができます。

とくに近年は、地震や台風など、さまざまな自然災害が日本を襲っています。実際に災害にあったとき、裸眼で生活しなければならないシチュエーションもあるはず。視力をアップすることは、緊急事態を乗り切ることにもつながるのです。

読者のみなさんも、「ここぞ」というとき以外は、メガネを外しましょう。

自宅のリラックスタイムはもちろん、**本書の写真で目のトレーニングをするときも裸眼**で行うことをオススメします。

食生活を見直して視力回復

視力の回復に欠かせないのが、食事面のサポートです。
「視力と食事の関係がわからない」という人もいるかもしれませんが、**目によい食材をとることは目の健康維持につながります。**

代表的なのは目のビタミンの異名を持つ「**ビタミンA**」。ビタミンAには、角膜《かくまく》や網膜の細胞、目の粘膜を保護して正常に保つ働きがあります。
レバーや卵黄、牛乳には動物由来のビタミンA（レチノール）、植物由来のビタミンAはほうれん草やモロヘイヤなどの緑黄色野菜に含まれています。

ビタミンAが不足すると、夜盲症《やもうしょう》やドライアイになる可能性があるので、積極的に摂りましょう。

「**ビタミンB群**」も目にとって重要なビタミン群。豚肉やレバー、大豆に多い「ビタミンB_1」は、脳神経系の働きにも関係しているため、視神経や目の働きをサポートします。「ビタミンB_6」は、皮膚や目の粘膜を正常に保つ働きがあり、にんにく、かつお、レバーに多く含まれています。

緑黄色野菜に含まれる「ルテイン」は、網膜にも含まれている、大切な栄養素。紫外線の影響を受けやすい水晶体《すいしょうたい》や、網膜を守る働きがあります。ルテインは年齢とともに減少していくので、ほうれん草やにんじんを食べて補充しましょう。

そのほか、網膜に含まれている脂肪酸の約半分を占める**「DHA」**も欠かせない栄養素です。血液をサラサラにし、視細胞の膜を柔軟にして視神経から脳への情報伝達をスムーズにするなど、目にとってよい働きをするのが特徴です。DHAは、さばやいわし、あじ、さんま、まぐろなどの魚類に多く含まれています。魚中心の食事を心がけましょう。

最近は、眼科でも目によい成分がまとめて摂れるサプリメントを扱うクリニックも増えています。日頃の食事で摂るのが難しい場合は、サプリメントも視野に入れて医師に相談してみてください。

これらの栄養素をしっかり摂ることは、食生活の改善にも結びつきます。その結果、**目の健康だけでなく、体の健康にもつながるはず**です。

本部先生に聞く！『目がよくなるコツ』Q&A

Q1 本書の写真のトレーニングは毎日行う？

Ⓐ 目のトレーニングは毎日行うことで効果が得られます。1枚につき1～3分行います。視力は毎日チェックすることで、自分の目の状態を把握でき、モチベーションも上がるので視力アップにもつながります。

Q2 写真を見る順番など、決まりはある？

Ⓐ 本書のトレーニングは4週間でワンサイクル、1日1枚の写真で行います。最初は順番通りに実施し、二巡目以降は好きな写真をランダムに選んでトレーニングをしてもOK。自分の性格やライフスタイルに合った方法で続けてみましょう。今日は視野を広げたい、眼筋をほぐしたい、など、その日の目の状態に合ったトレーニングをすると◎。

Q3 メガネやコンタクトは外したほうがよい？

Ⓐ ぜひ、裸眼で行ってください。近視の人は裸眼でトレーニングすると見えにくいと思いますが、その分、脳は「もっと目をよくしたい」と感じ、自然治癒力を発揮します。写真がほとんど見えない場合はメガネが必要ですが、裸眼でトレーニングをしてみてください。

Q4 チェックシートは、毎日5種類すべてはかるべき？

Ⓐ 毎日はかるのは「チェックシート①」の視力だけで問題ありません。最初に5種類すべてのシートを使って自分の目の状態を把握し、必要に応じてチェックの頻度を調整しましょう。とくに、緑内障や加齢黄斑《おうはん》変性症など、目の疾患を発症しやすくなる40代以降の人は定期的なチェックがおすすめです。

Q5 1回につき、どれくらいの時間、トレーニングを行う？

A 具体的な時間は決まっていませんが、1枚の写真に付随した「トレーニング方法」に従うと、1〜3分ほどの時間がかかります。視力をはかるのは30秒ほどで終わります。

Q6 20〜30代の人には老眼のチェックは必要ない？

A 20〜30代は1カ月に1回ほどでOK。40代以上は、一度老眼のシートで状態を把握し、老眼が進んでいる人は週に1回老眼チェックをするなど、頻度を増やしましょう。ただ、目の老化は20代からゆるやかに始まっています。目の若さを保ちたいなら、なるべく早くから老眼のチェックを始めるのが理想です。

Q7 1日に何回、目のトレーニングをすればいい？

A 最低でも1日1回、1枚の写真を使ったトレーニングを行うだけで問題ありません。

Q8 はかった視力の結果は記録すべき？

A 視力の結果は、すぐに記録しましょう。チェックシート①の横に記録用の紙を貼っておくと、すぐに数値を記入できるので、習慣化しやすいです。毎日視力のデータを記録していくと、数週間単位の変化に気づきやすくなります。また、視力の数値の横に「目の奥に痛み」「夕方になると見えづらい」など、「ひと言メモ」を添えておくと、視力が下がった原因を探るヒントになります。

Q9 何度も同じ写真を見ても、効果はある？

A 同じ写真のトレーニングを繰り返しても効果はなくなりません。むしろ、写真ごとにメソッドを行うスピードがアップすることは、目の筋肉がほぐれている証拠です。トレーニングがすぐに終わってしまい、物足りないときは、ほかの写真を使って複数回行うのもオススメです。目に備わっている機能を維持しながら、近眼や老眼をケアすることにつながります。写真の種類も豊富なので、楽しく続けられるはずです。

Q10 トレーニングのしすぎは目の負担になる？

Ⓐ 1日でよほどの回数を行わなければ、目の負担になる可能性は低いです。ただし、無理は禁物。目に強い痛みを感じたときは、視力のチェックのみ行いましょう。

Q11 暗い部屋でトレーニングをしても大丈夫？

Ⓐ 必ず明るい部屋でトレーニングをしてください。暗い場所ではピントが合いにくく、目をこらさなければなりません。目をこらすことは目の周りの筋肉のこりにつながるので、いくら目にいい写真を見ても意味がありません。明るい部屋で姿勢を正した状態で、トレーニングをしてください。

Q12 目のトレーニングや視力検査を継続するコツは？

Ⓐ 日々のルーチンワークに組み込むことが、継続のコツです。たとえば「パソコン作業を1時間したあとにトレーニング」「朝、歯を磨きながら視力検査をする」など「いつやるか」を具体的に決めておくと、うっかり忘れることがなくなります。また、同じ動作を繰り返すことで「目をよくする」という命令が脳に刻み込まれ、視力回復のスピードもアップします。

Q13 視力検査やトレーニング時の姿勢は？

Ⓐ 正しい姿勢はすべての基本です。まず、背筋をすっと伸ばして猫背にならないように気をつけましょう。理想は「背骨の垂直ライン上に耳が乗っている状態」です。正しい姿勢をとると、筋肉に余計な緊張がかからず、リラックスすることができ、より正確な視力をはかることができます。

Q14 トレーニングは何歳から始める？

Ⓐ 何歳から始めてもOKです。早いうちから始めると目の機能を維持することにつながり、目の若さを保つことができます。親子で一緒に目のトレーニングやセルフチェックをすれば、継続もしやすくなりますよ。

Q15 視力をはかるタイミングは？

Ⓐ オススメは、朝と夜の2回の測定です。視力は時間帯や天候、日々の疲れなどによって大きく左右されます。十分な睡眠がとれた朝はスッキリ見えても、目を酷使した日の夜はとても見えにくくなっていることもあるので、1日の変化を実感することができます。

Q16 はかるのは片目ずつでOK？

Ⓐ 日常生活では両目を使っているので、セルフチェックでも、まずは両目をはかりましょう。その後、右目、左目と片方ずつはかり、片目の視力も割り出します。

Q17 老眼が進んだ目では視力回復はできない？

Ⓐ 「老眼鏡の日常使い」は老眼が進みます。老眼鏡で見える状態に脳が慣れてしまうからです。老眼鏡をかける前にトレーニングを始めるのが理想ですが、説明書の小さな文字が見えないくらいでスタートすれば、老眼鏡に頼らない生活も夢ではありません。

Q18 写真のトレーニングや視力チェックを続けると、どれくらいで効果を感じる？

Ⓐ もちろん、視力アップを実感するタイミングは人それぞれなので、1カ月で効果が出る人もいれば、半年かかる人もいます。ただし、大きなポイントは「自分の目はきっとよくなる！」という強い意思を持つこと。「どうせ気休めだ」なんて半信半疑で行っていると、かなりの時間を要するかもしれません。まずは自分の自然治癒力を信じることが重要なのです。

Q19 本書のチェックシートで白内障、緑内障、加齢黄斑変性症の疑いが出たら？

Ⓐ 本書のチェックシート③④⑤は目の疾患の兆候をセルフチェックすることができます。もしチェックをして違和感があった場合は、すぐに医療機関を受診してください。目の疾患は早期発見がカギを握ります。また、シートを使いながら見え方の違和感を医師に伝えると、よりスムーズに症状を説明できます。

第1週

視野を広げて近視・老眼を改善する写真

写真の中にちりばめられた数字を順番に目で追うことで〝視野〟が広がります。
また、自分の視野の範囲を把握すると緑内障などの疾患の早期発見にもつながります。

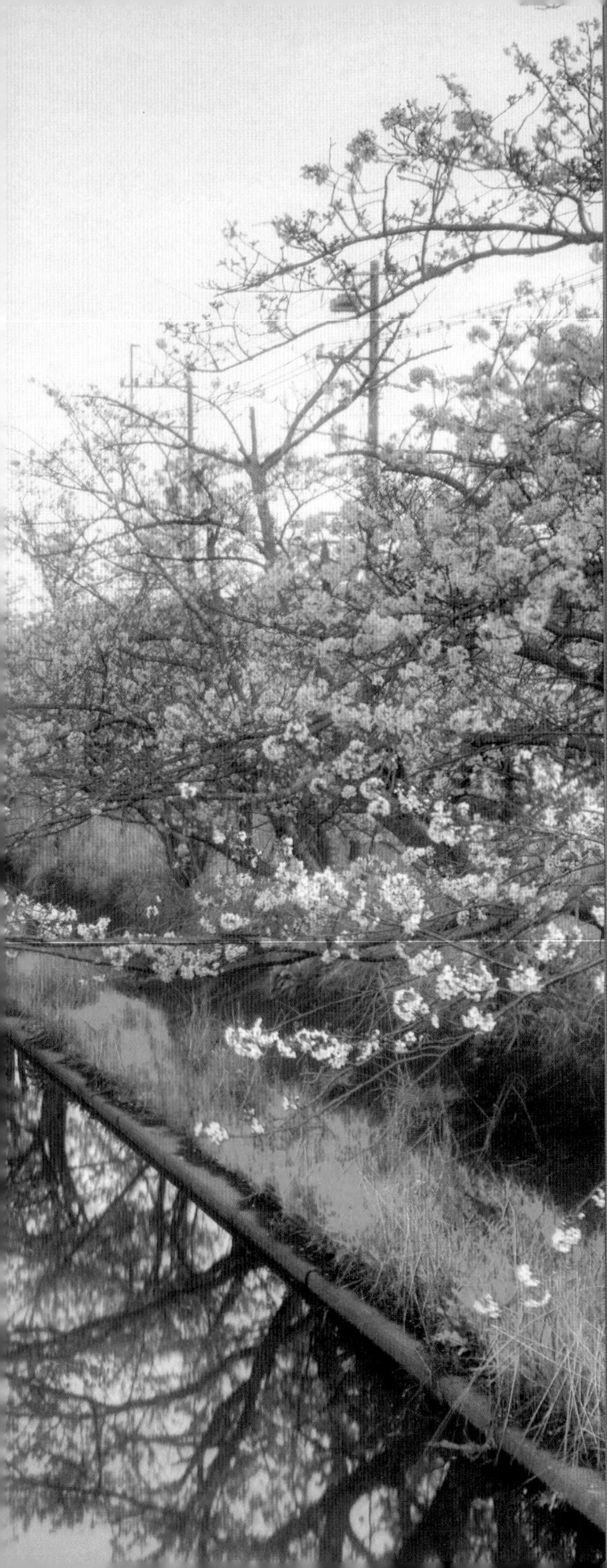

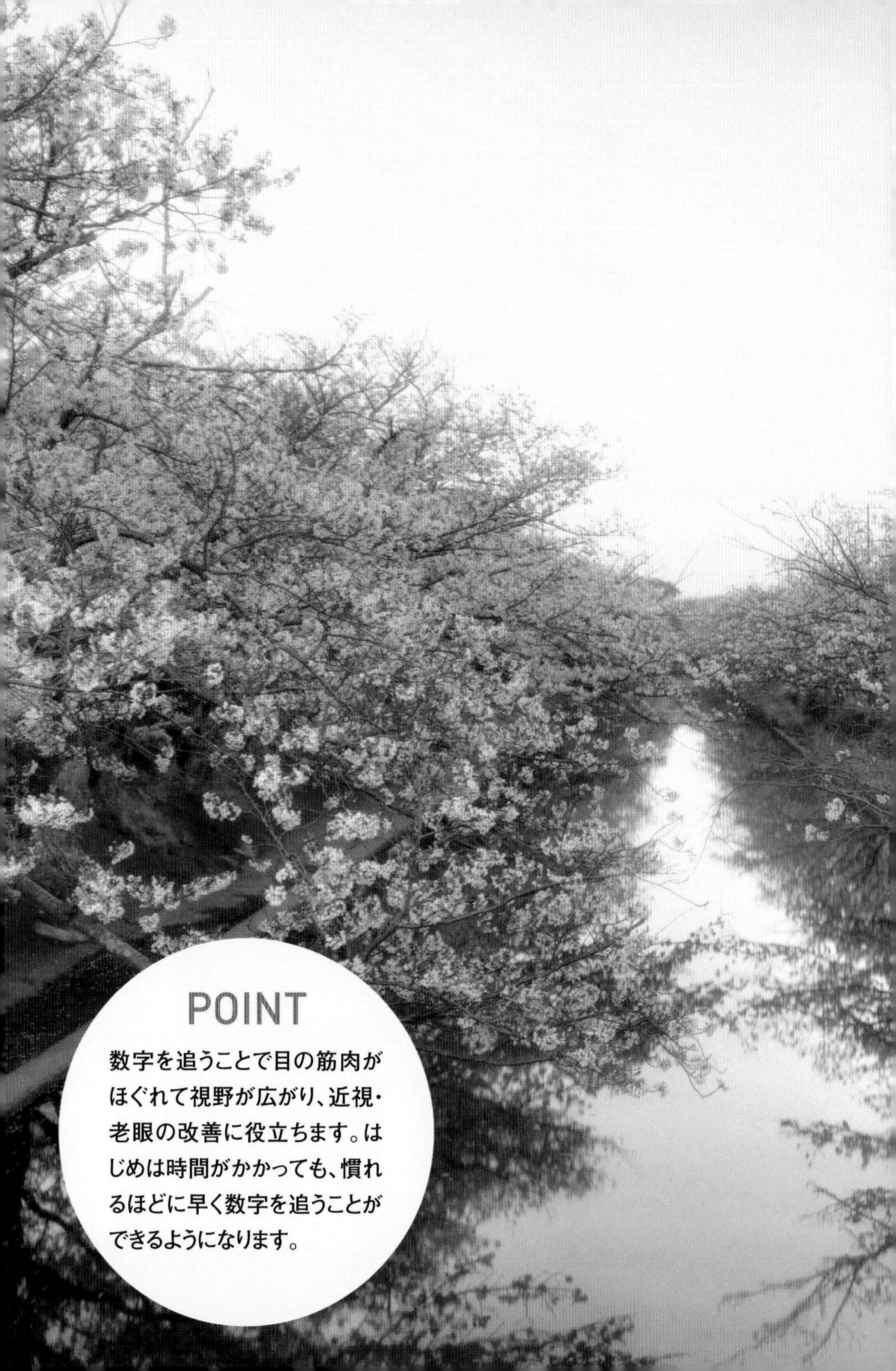

POINT

数字を追うことで目の筋肉がほぐれて視野が広がり、近視・老眼の改善に役立ちます。はじめは時間がかかっても、慣れるほどに早く数字を追うことができるようになります。

第1週

視野を広げる①

写真の見方

写真に振られた数字を①から㉚まで順番に目で追います。頭を動かさずに目だけで数字を追いましょう。

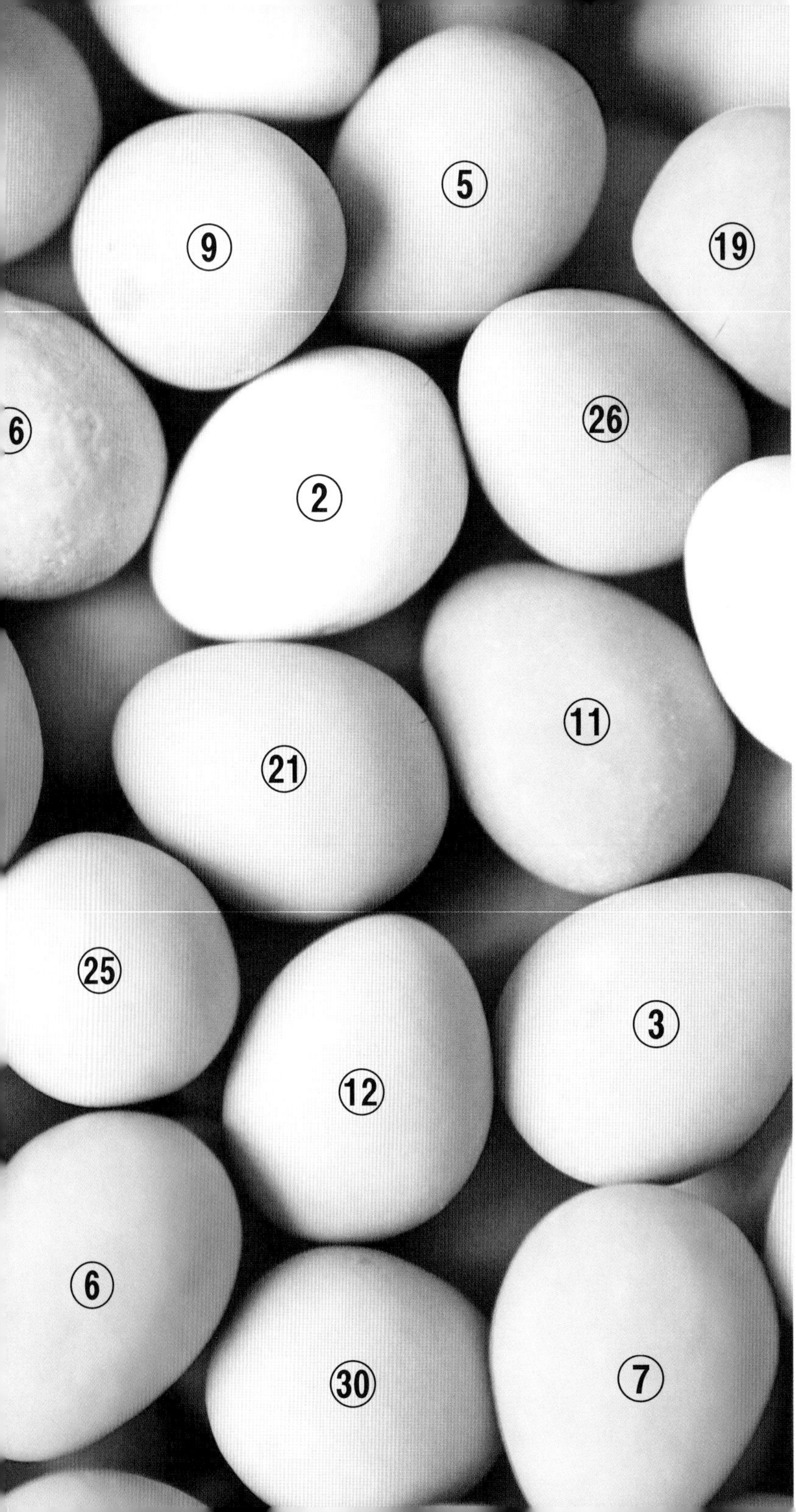
5
9
19
26
2
11
21
25
3
12
6
30
7

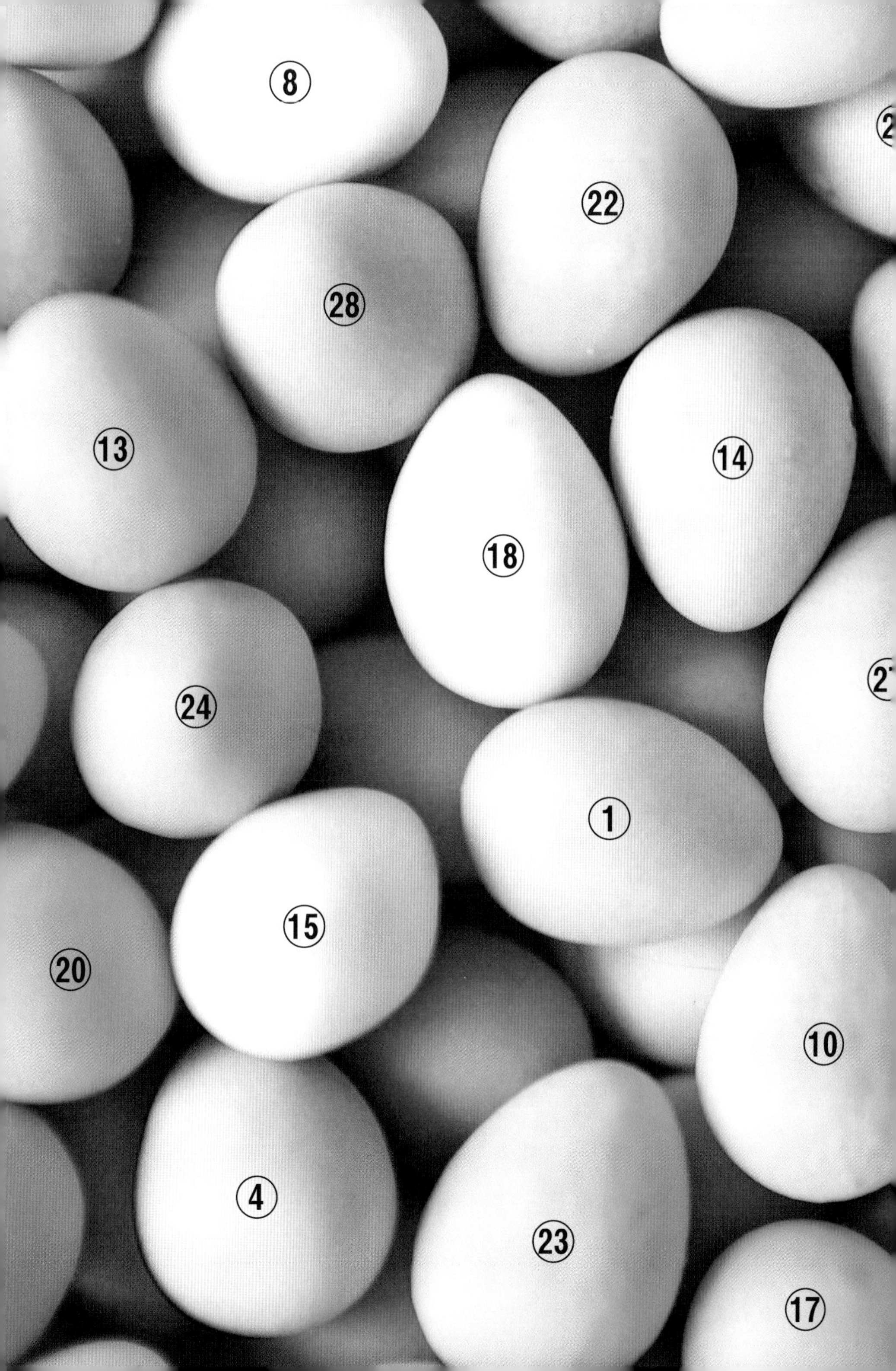
8
22
28
13
14
18
24
1
15
20
10
4
23
17

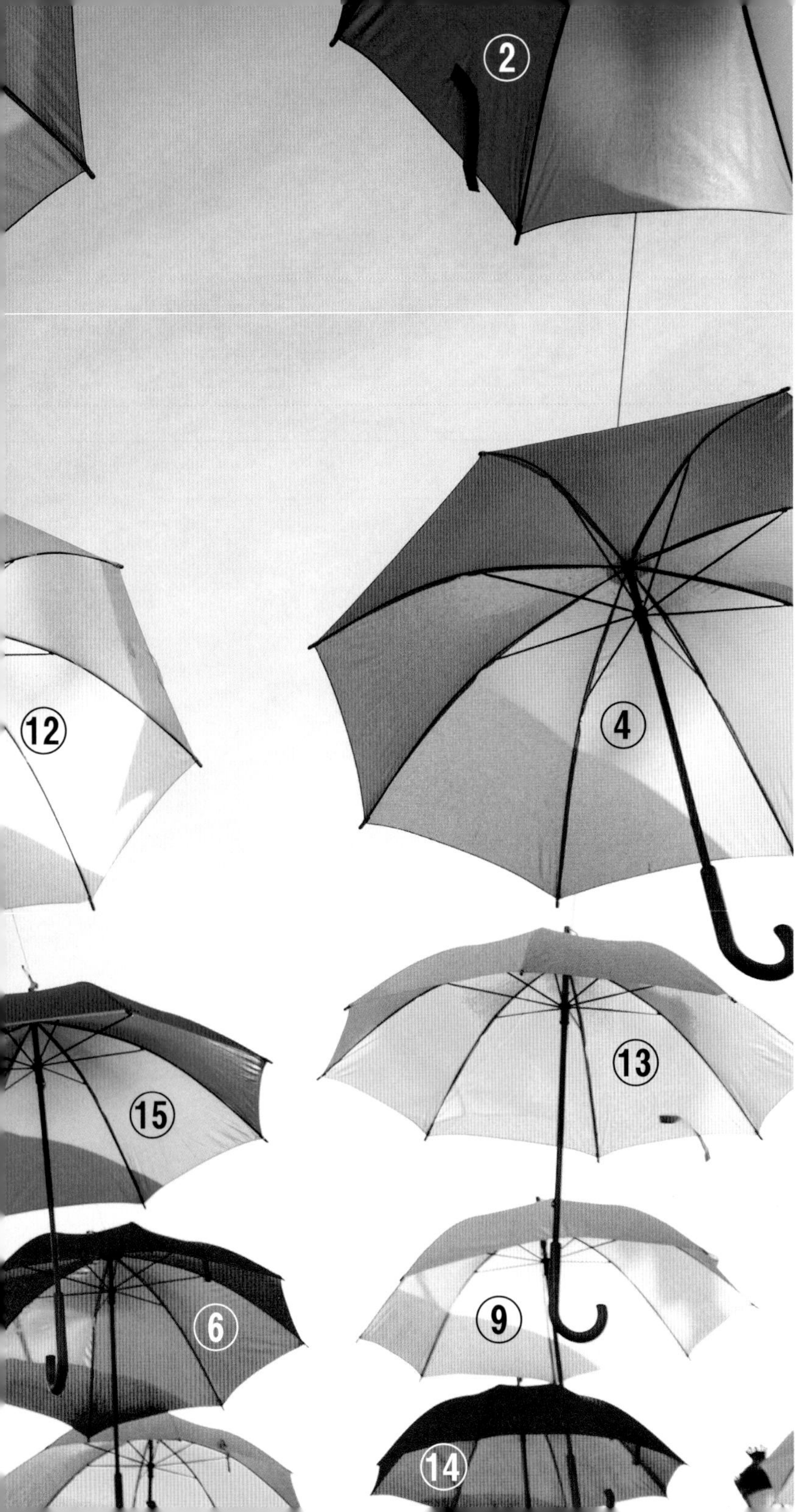

第1週

視野を広げる②

写真の見方

写真に振られた数字を①から⑮まで順番に目で追います。頭を動かさずに目だけで数字を追いましょう。

⑧
⑤
⑦
⑪
⑩
①
③

第1週

視野を広げる③

写真の見方

写真に振られた数字を①から⑱まで順番に目で追います。頭を動かさずに目だけで数字を追いましょう。

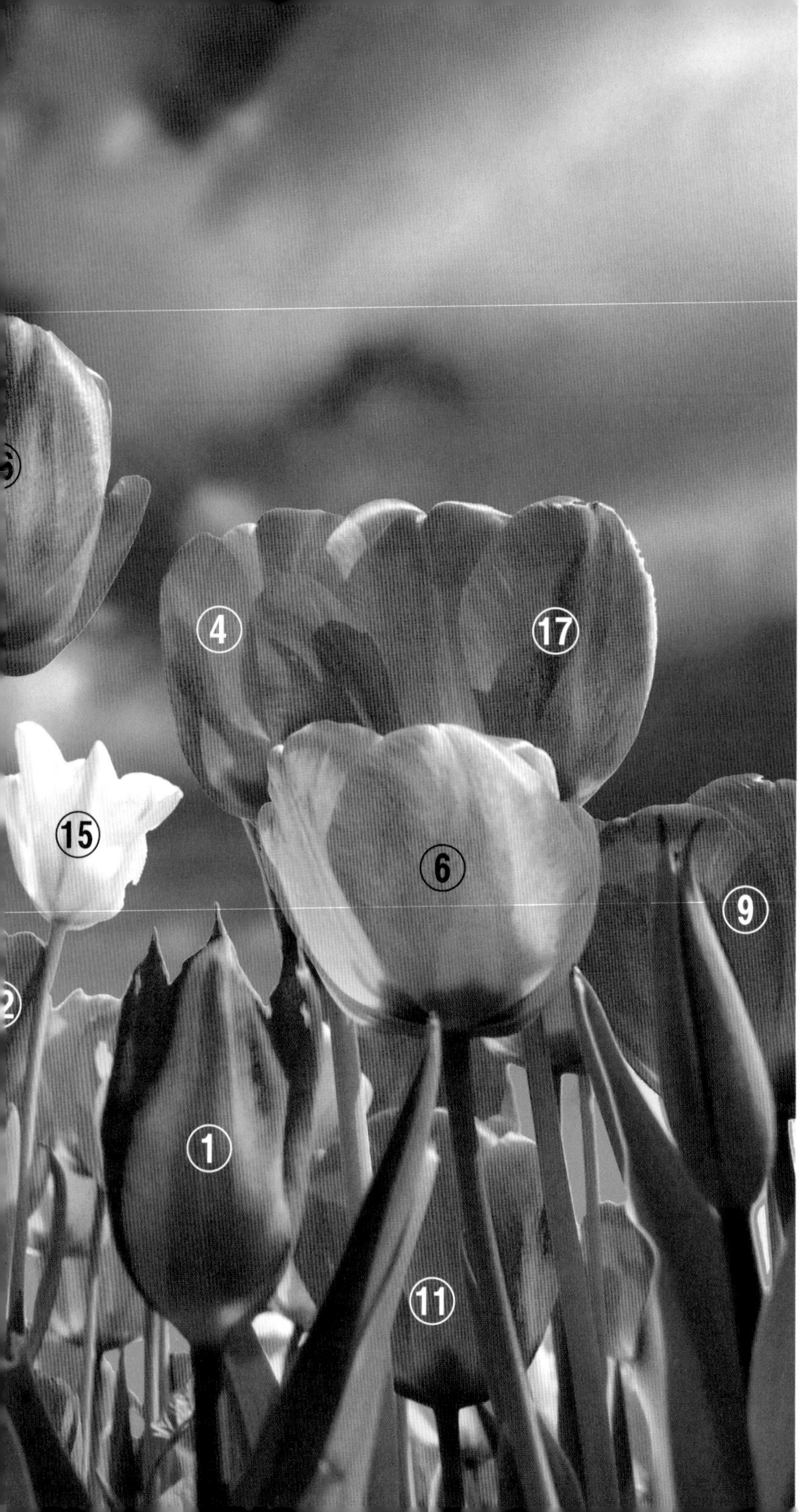

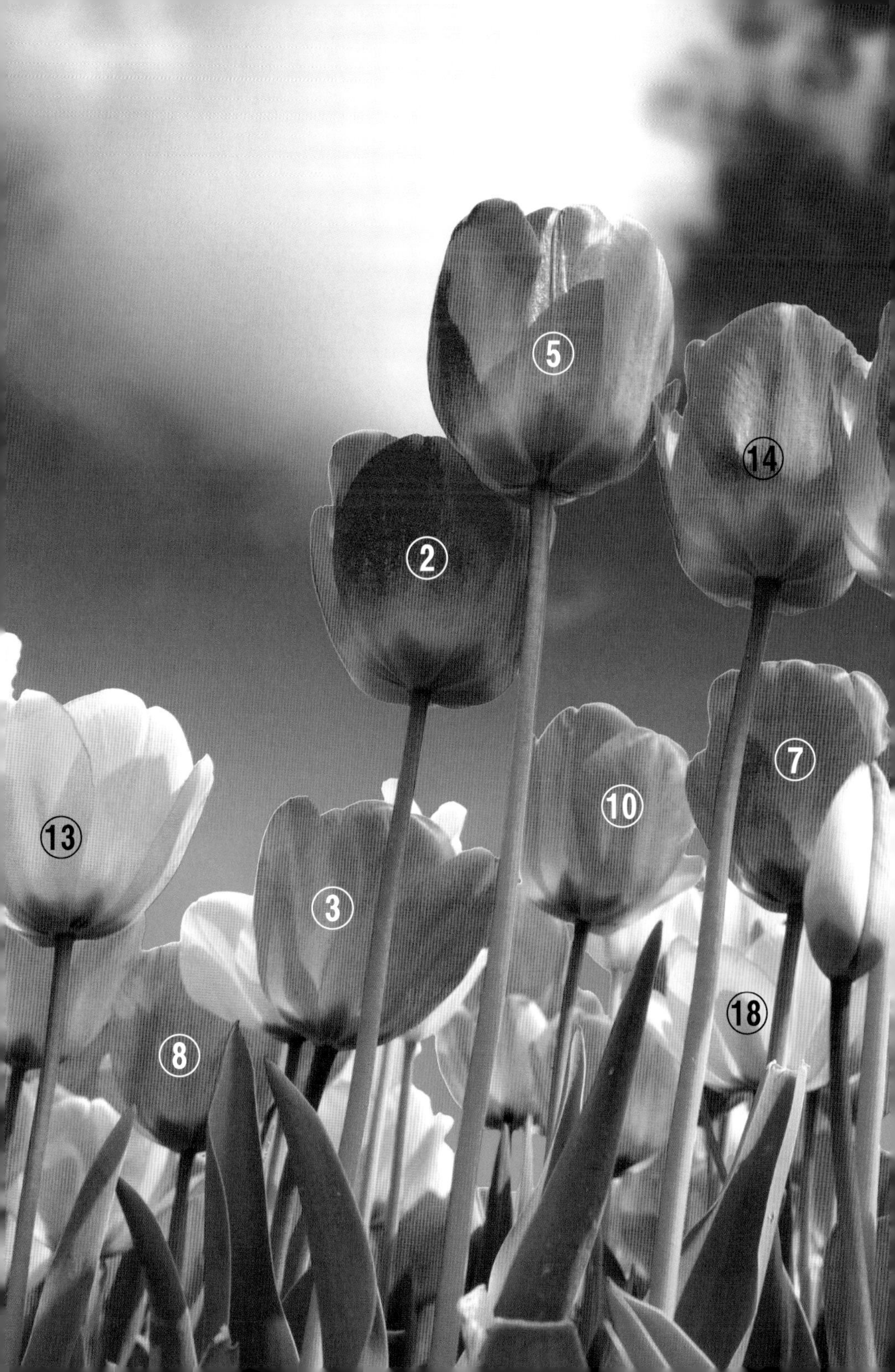

5
14
2
7
10
13
3
18
8

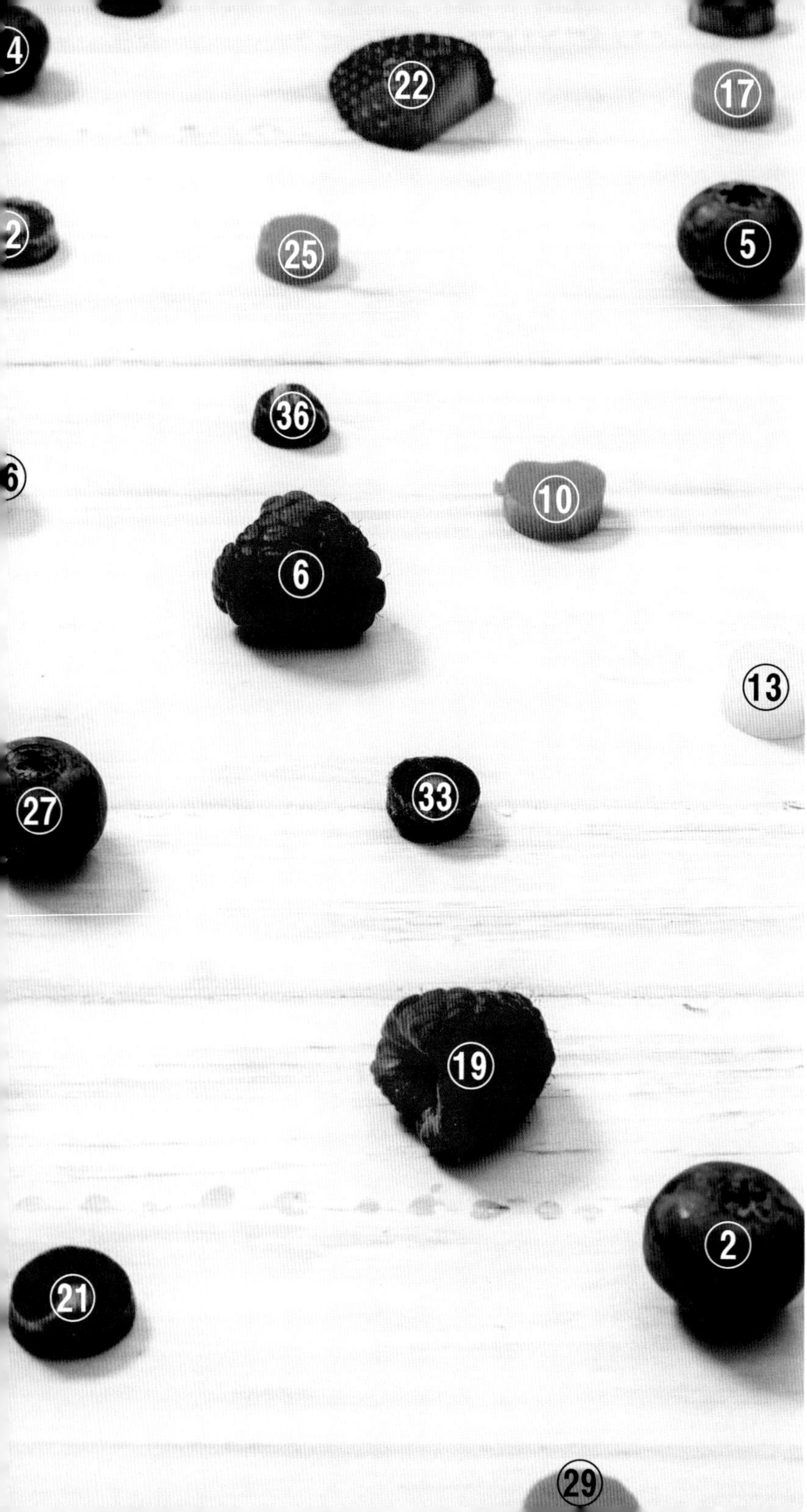

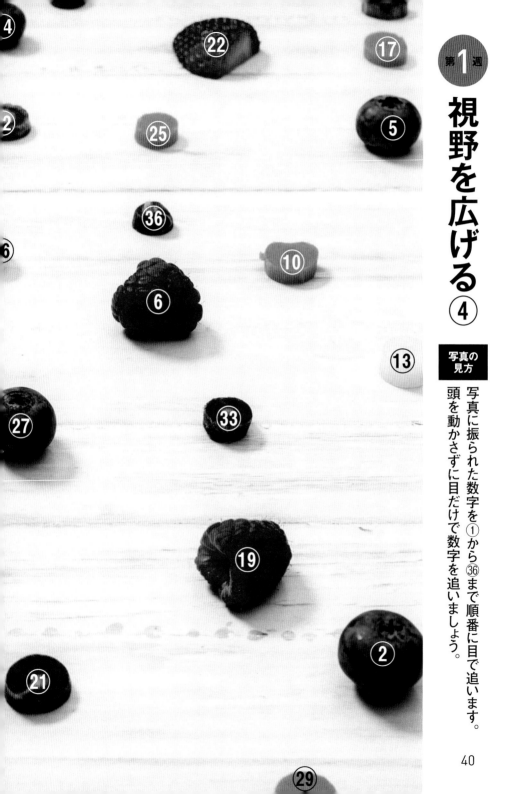

第1週

視野を広げる④

写真の見方

写真に振られた数字を①から㊱まで順番に目で追います。頭を動かさずに目だけで数字を追いましょう。

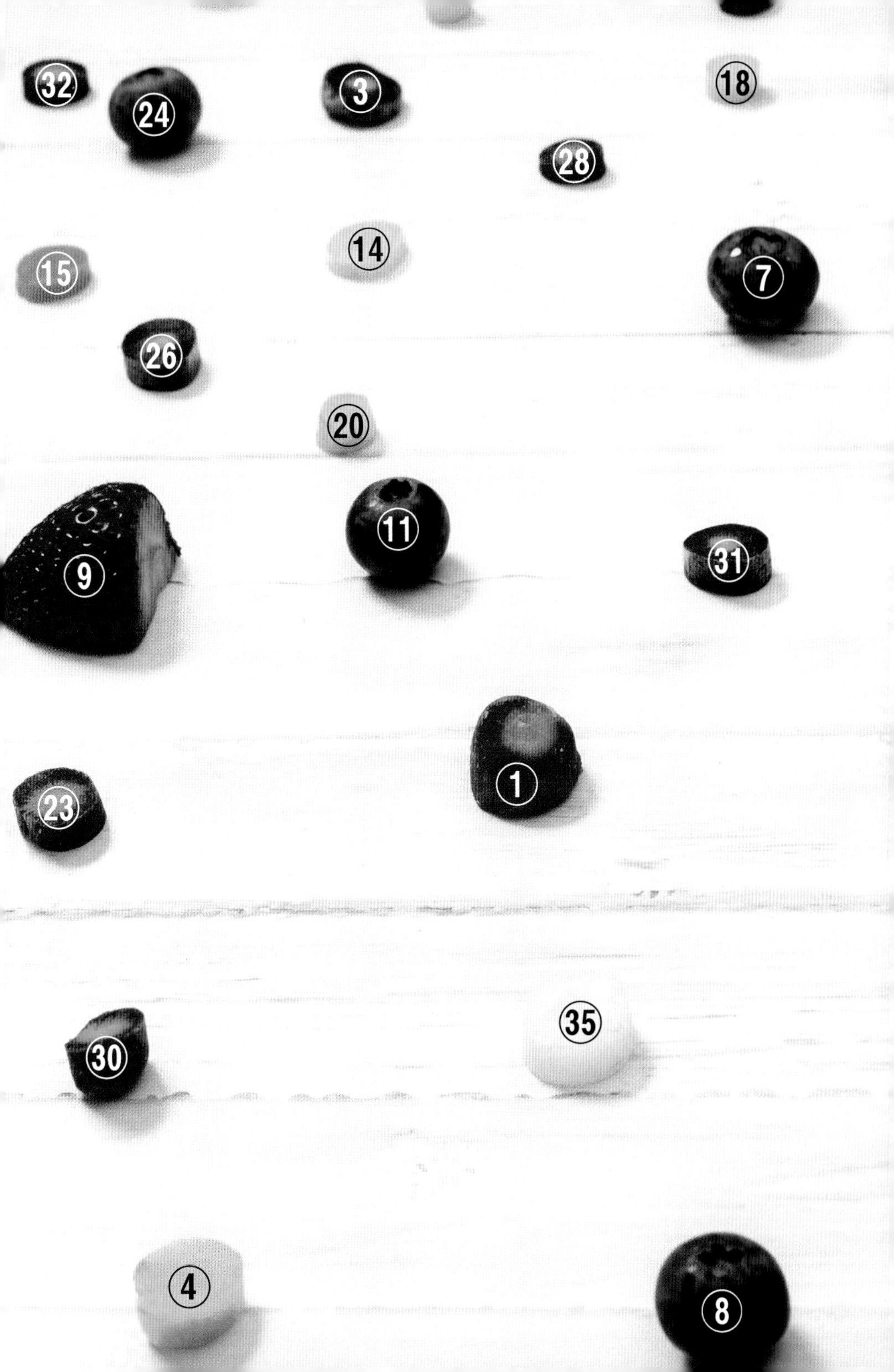
32
24
3
18
28
15
14
7
26
20
9
11
31
1
23
30
35
4
8

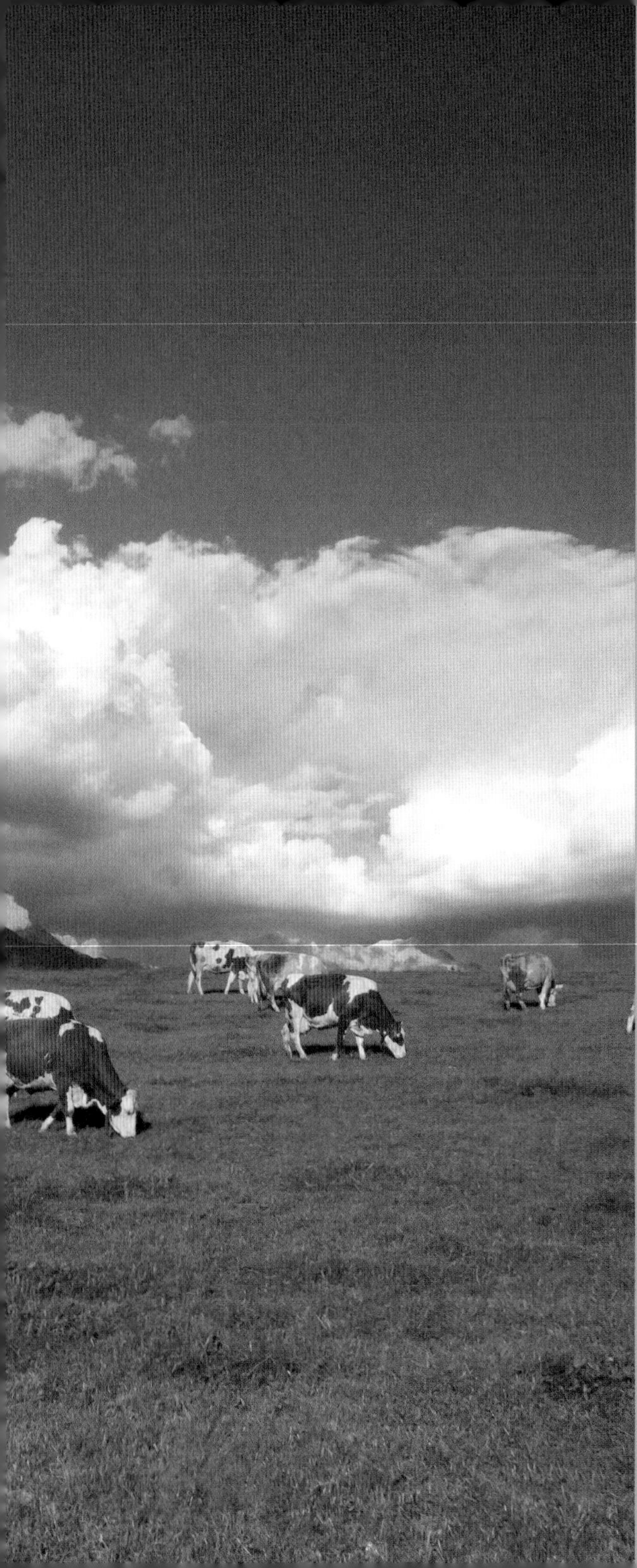

第2週

目をストレッチして筋肉をほぐす写真

視界のピントを調整する〝毛様体筋《もうようたいきん》〟は、遠近感がある写真を見ることでストレッチすることができます。緊張している目の筋肉をほぐしましょう。

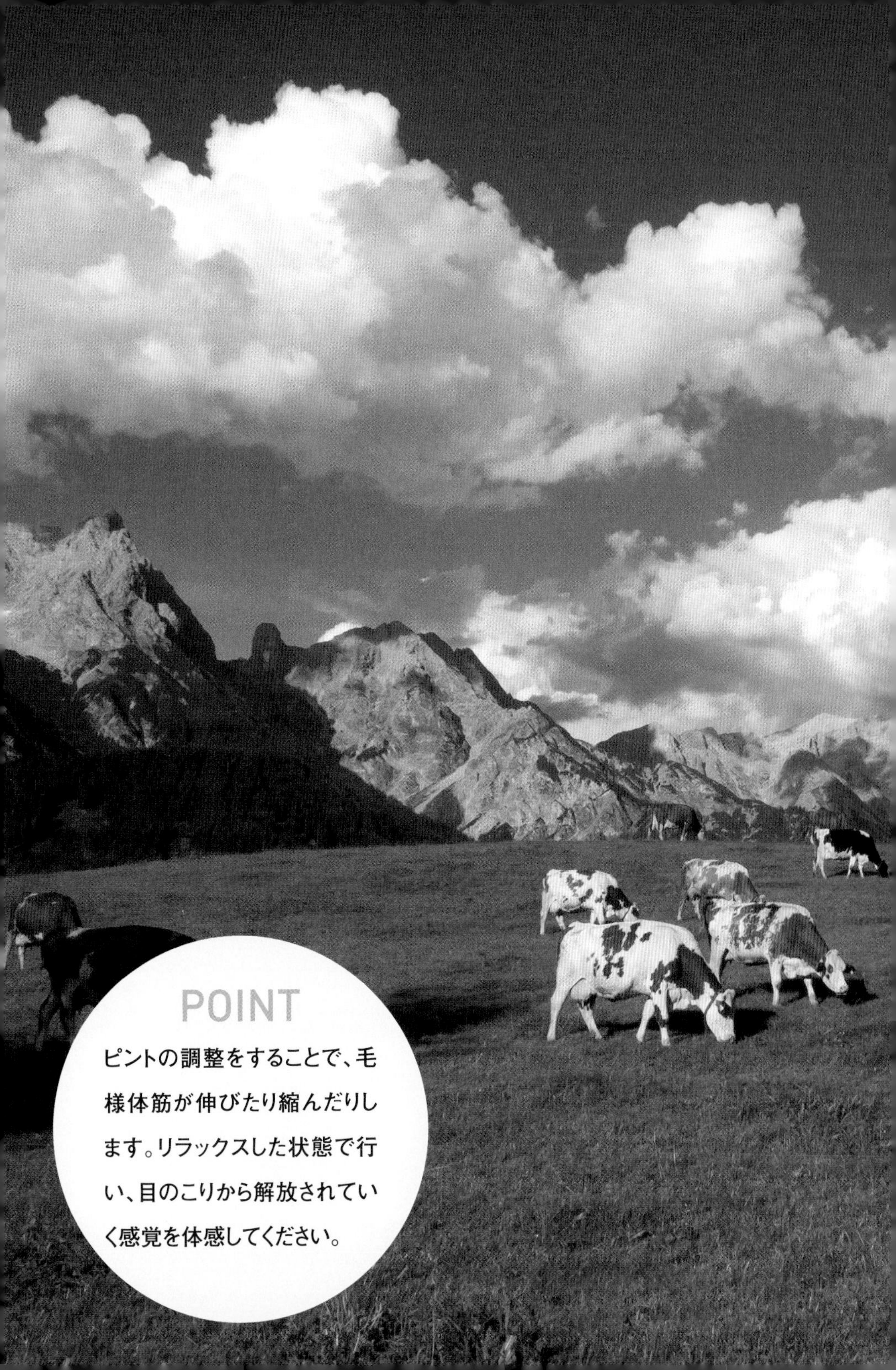

POINT

ピントの調整をすることで、毛様体筋が伸びたり縮んだりします。リラックスした状態で行い、目のこりから解放されていく感覚を体感してください。

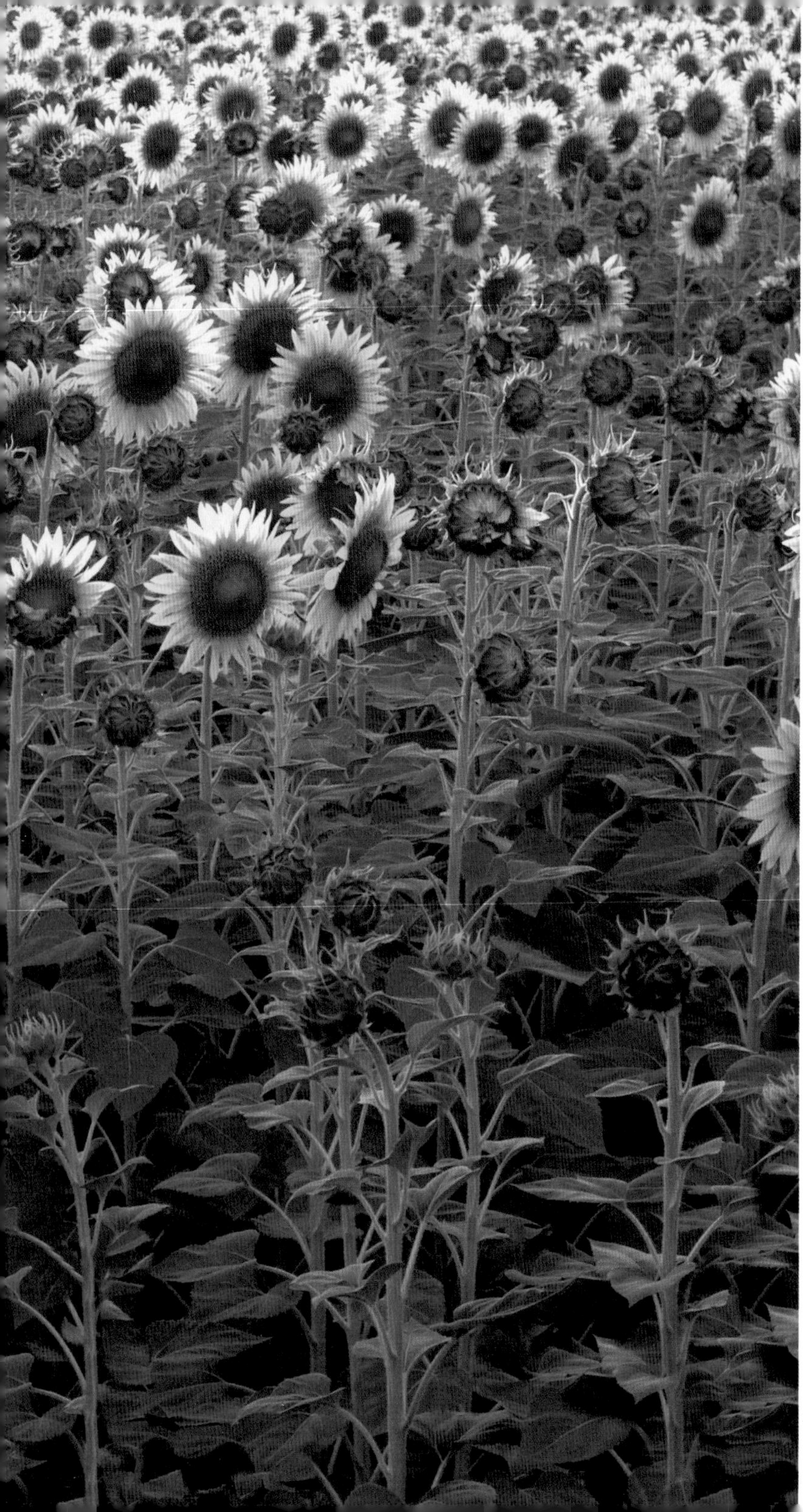

第2週

目をストレッチする①

写真の見方

手前のひまわりと、遠くのひまわりを交互に見て、ピントを合わせたり、ピントをズラしたりします。頭を動かさずに行いましょう。

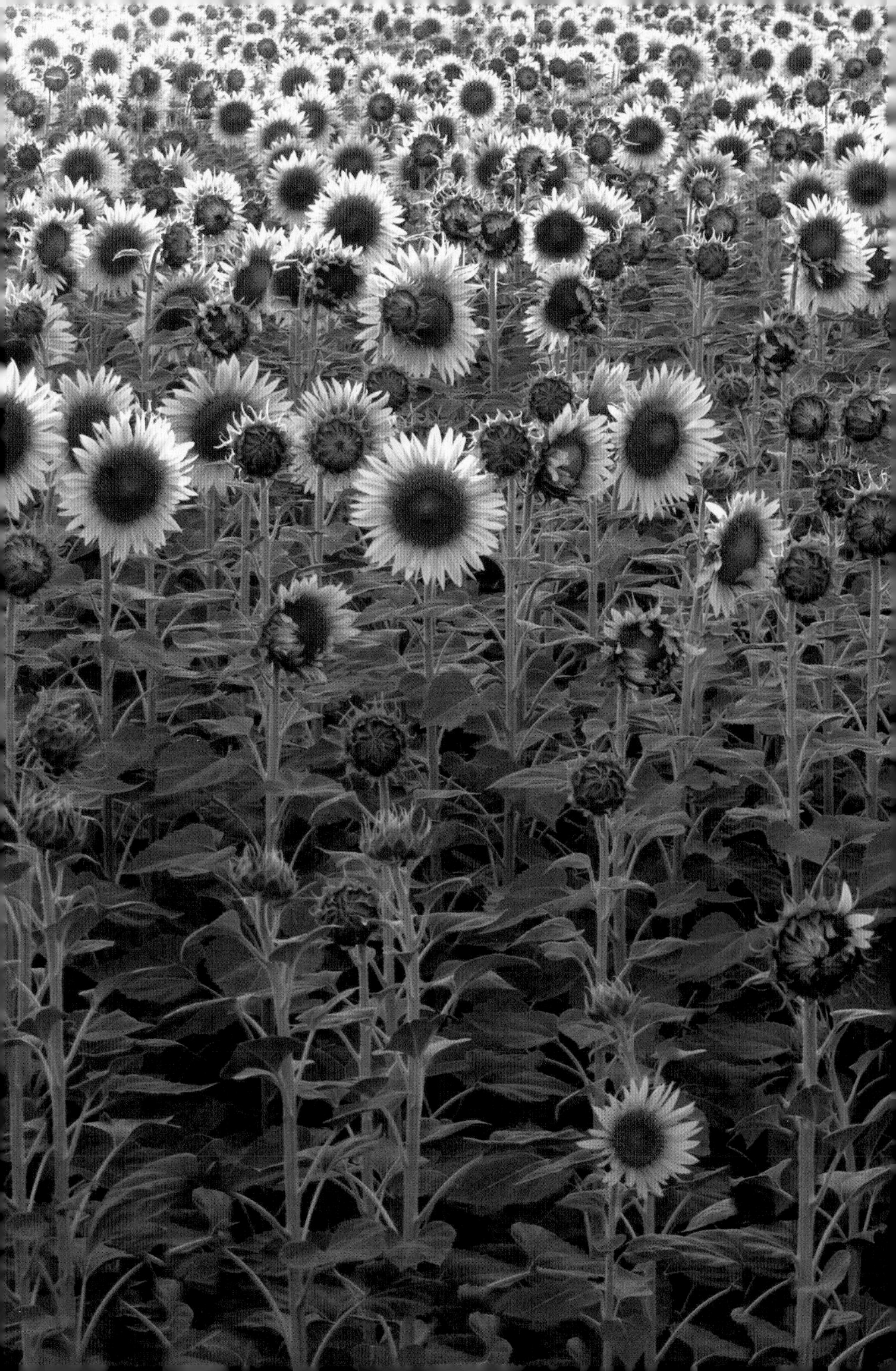

第2週

目をストレッチする②

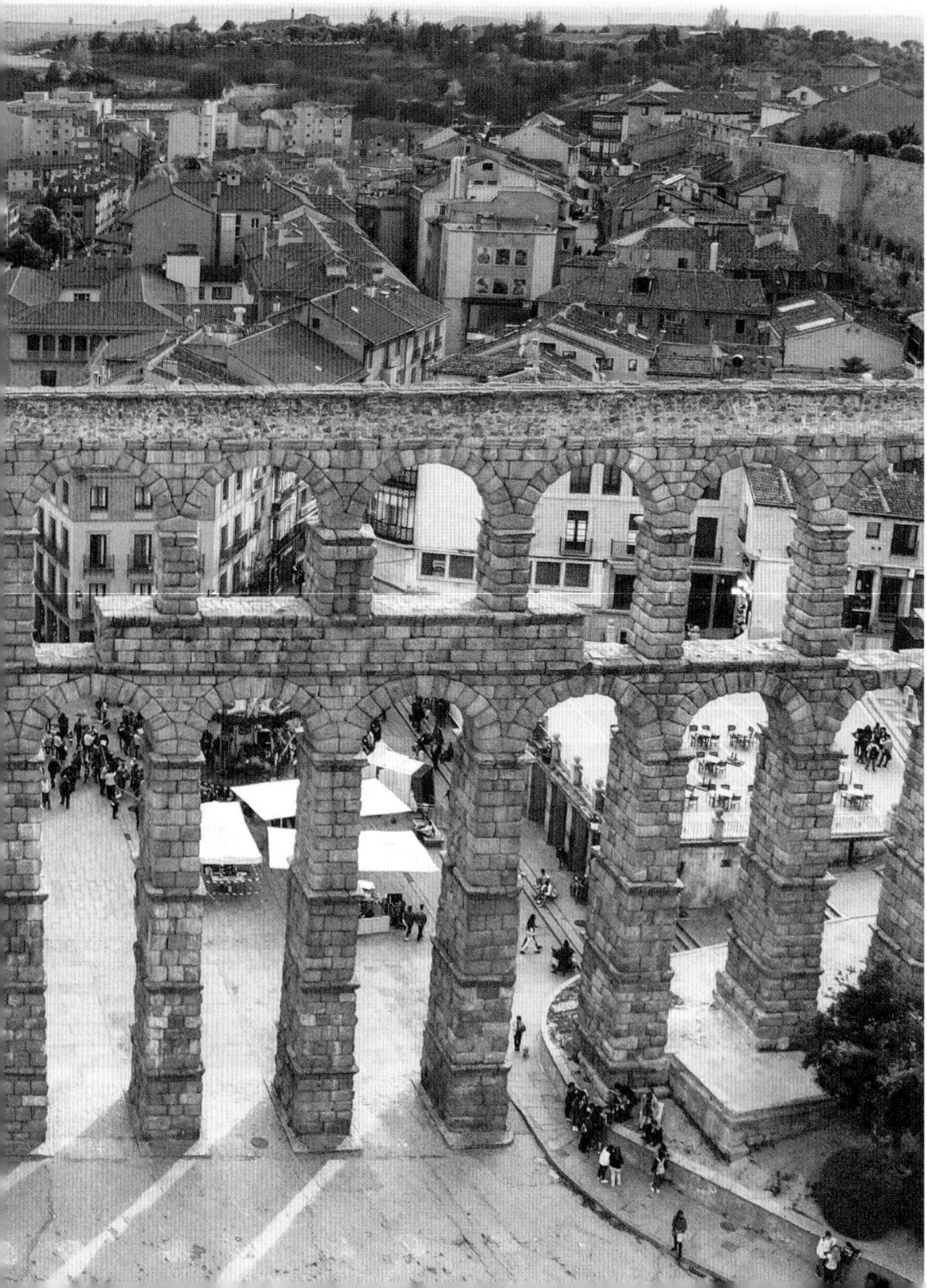

写真の見方

手前にある門、人、街並みにピントを合わせたり、ピントをズラしてぼかしたりを繰り返します。頭を動かさずに行いましょう。

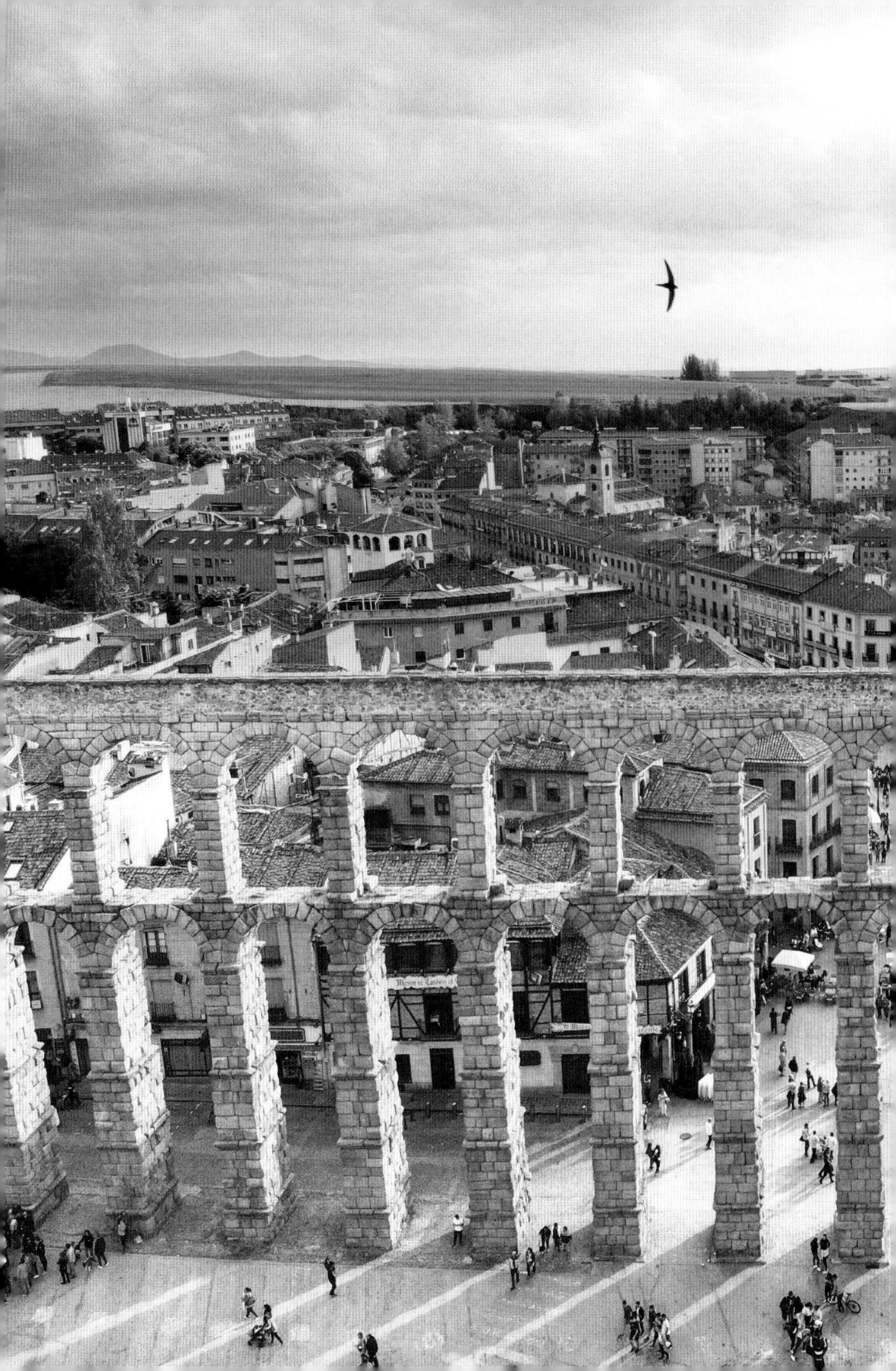

第2週

目をストレッチする③

写真の見方

まず、写真全体を見ます。次に中央の黄色い花、ピンク色の花、遠くの木々の順にピントを合わせたり、ズラしたりを繰り返します。

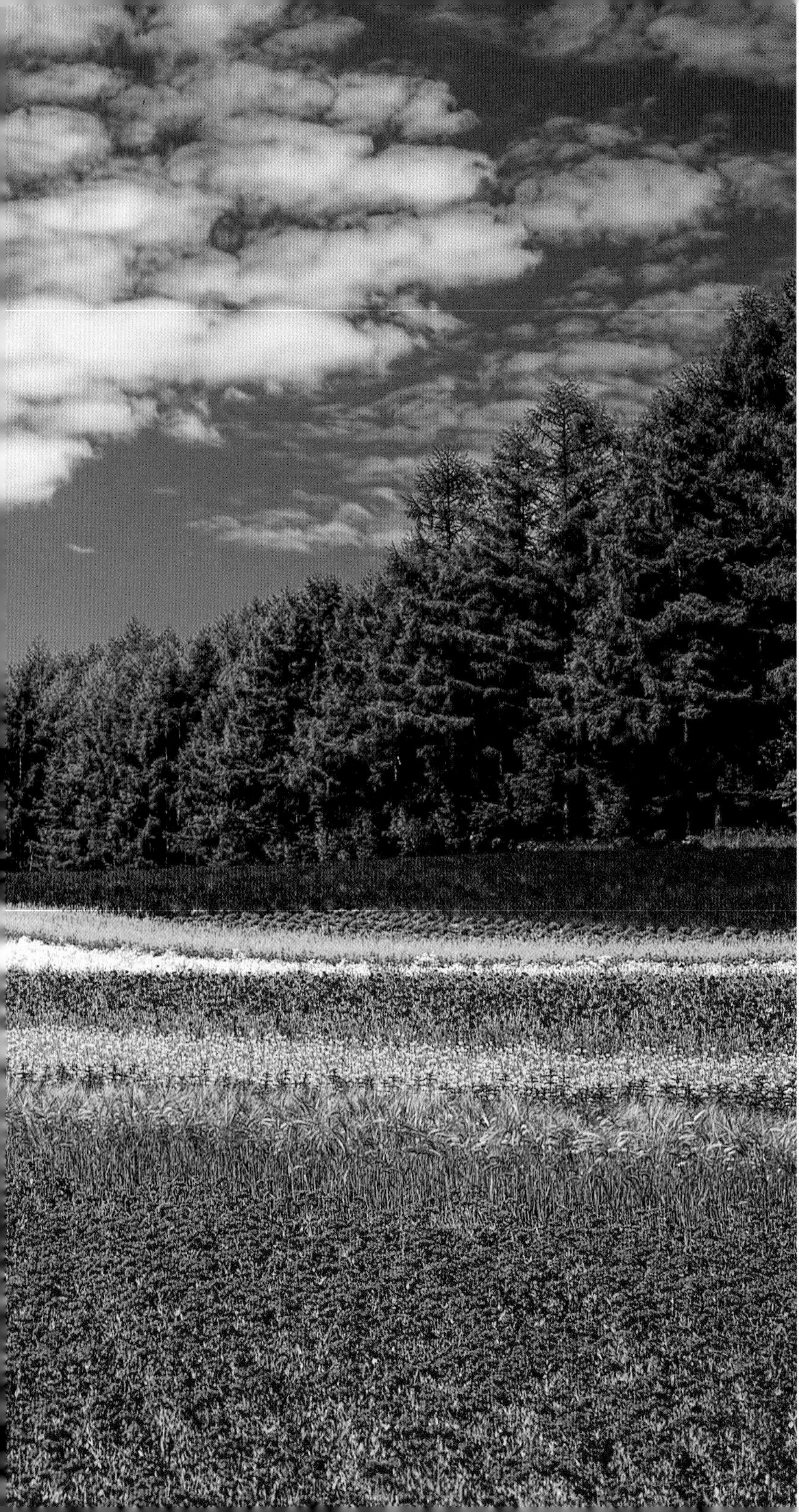

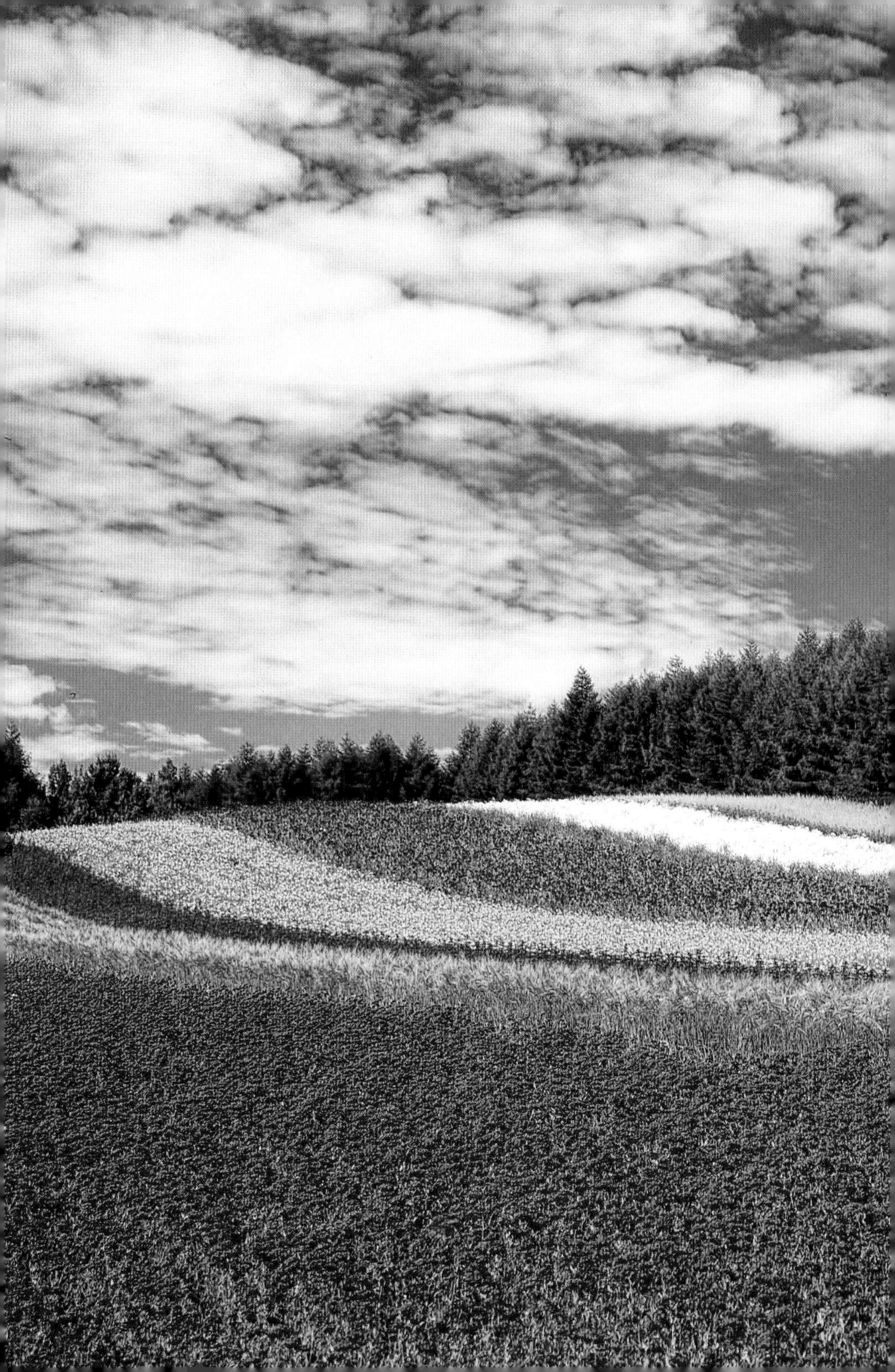

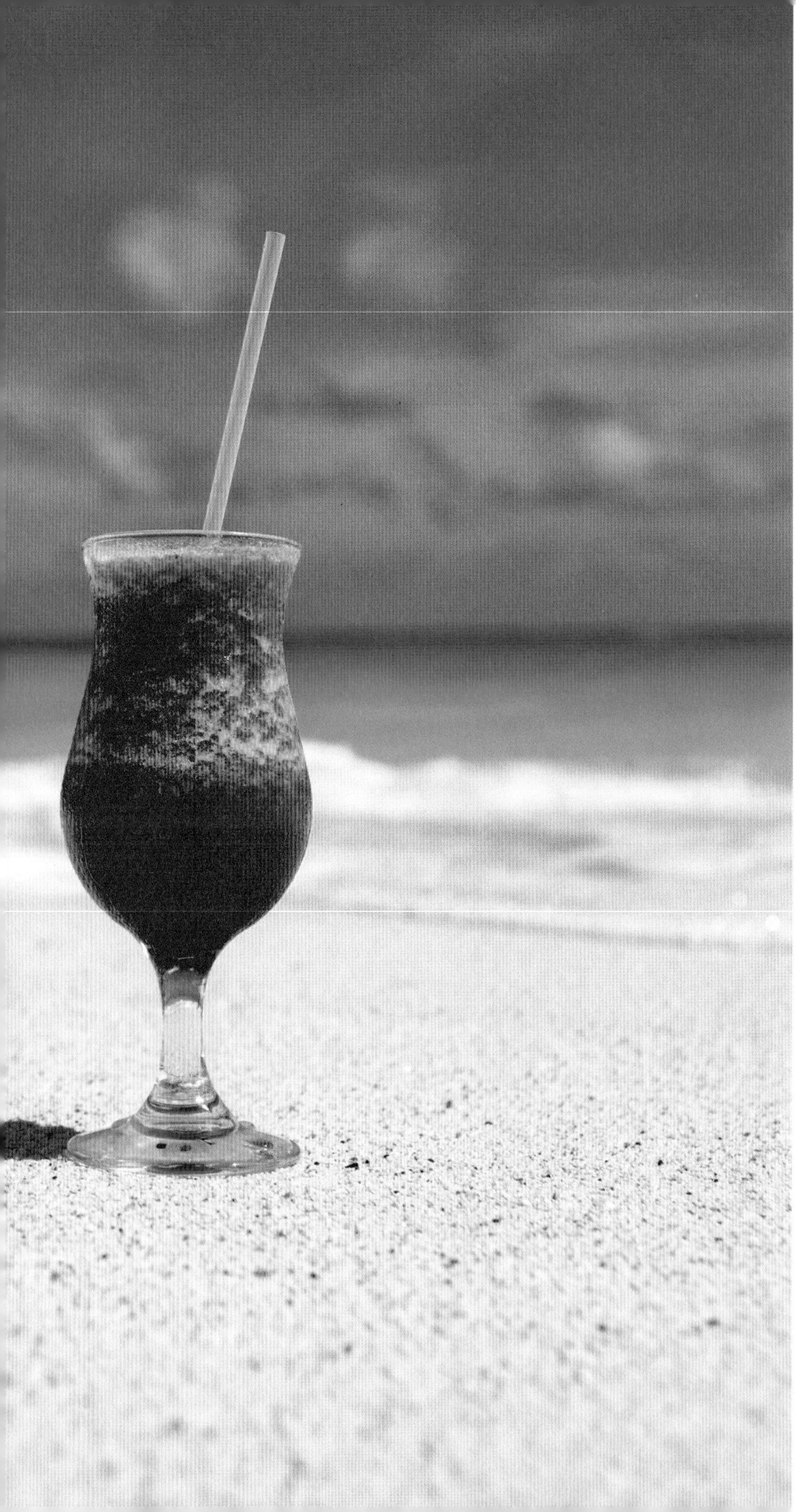

第2週

目をストレッチする④

写真の見方

手前にあるグラスにピントを合わせたり、背景の海を見てピントをぼかしたりを交互に行います。頭を動かさずに行いましょう。

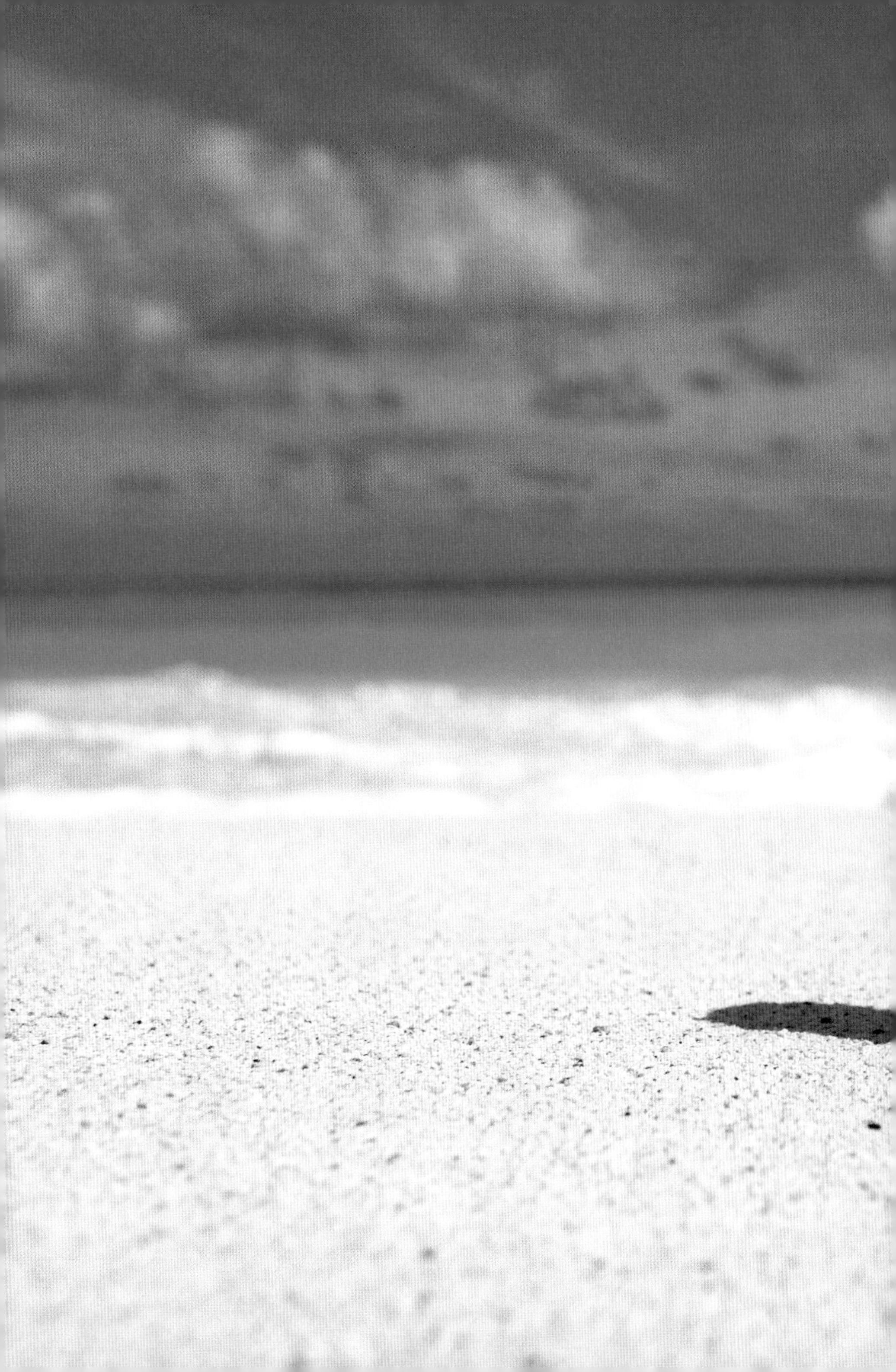

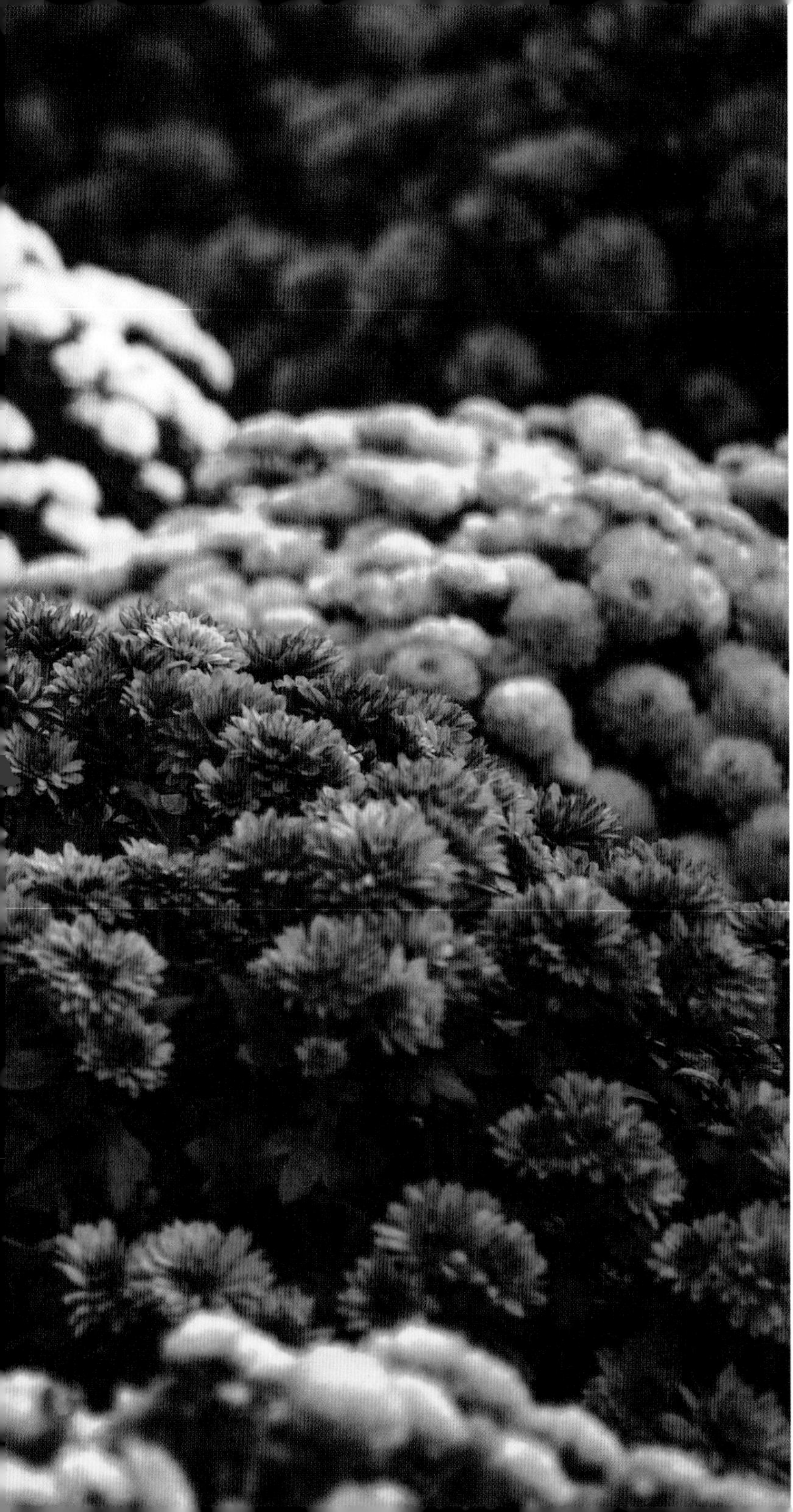

第2週

目をストレッチする⑤

写真の見方

真ん中のピントが合った花を見たり、遠くにあるぼやけた花を見たりを交互に繰り返します。頭を動かさずに行いましょう。

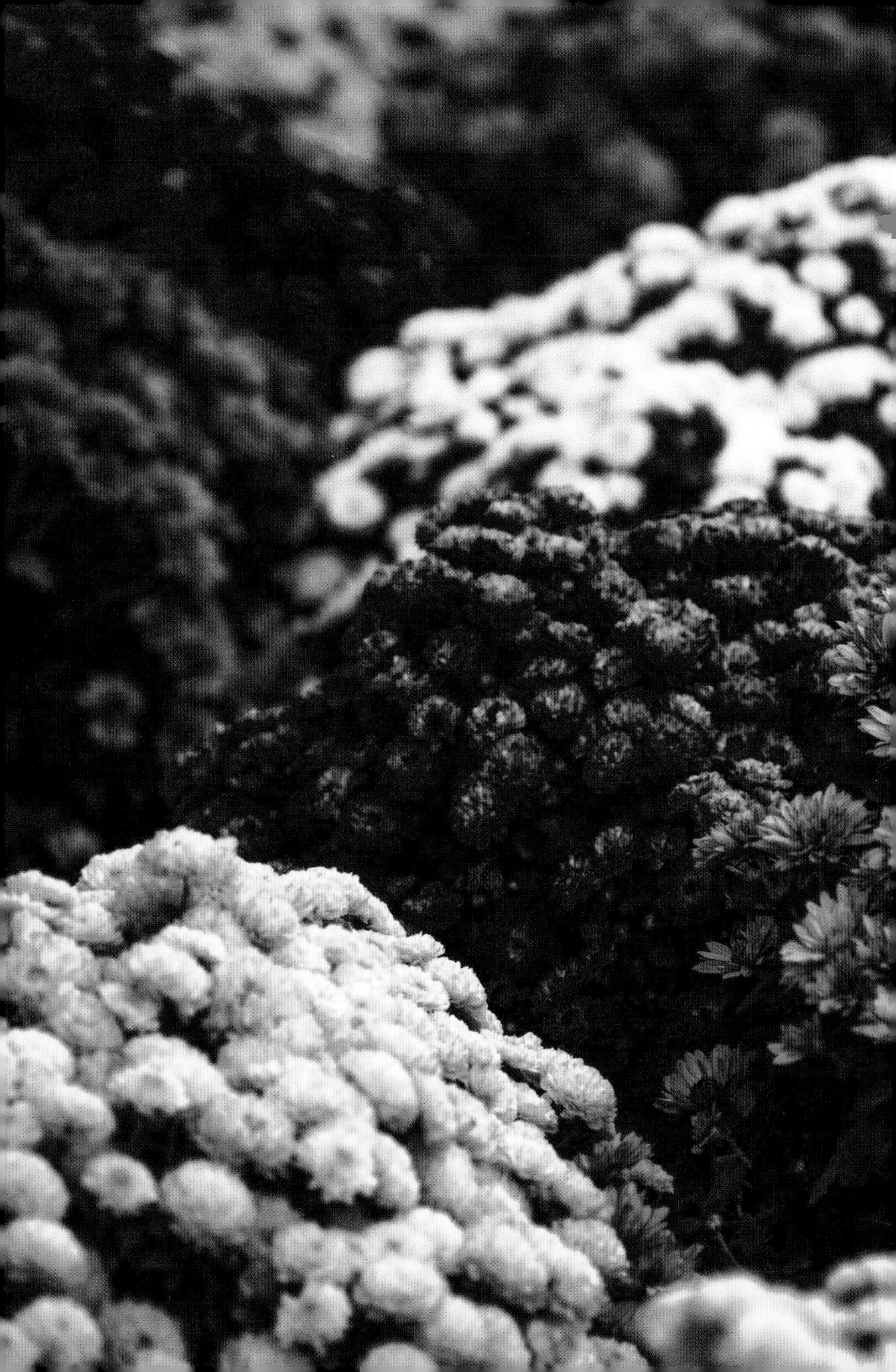

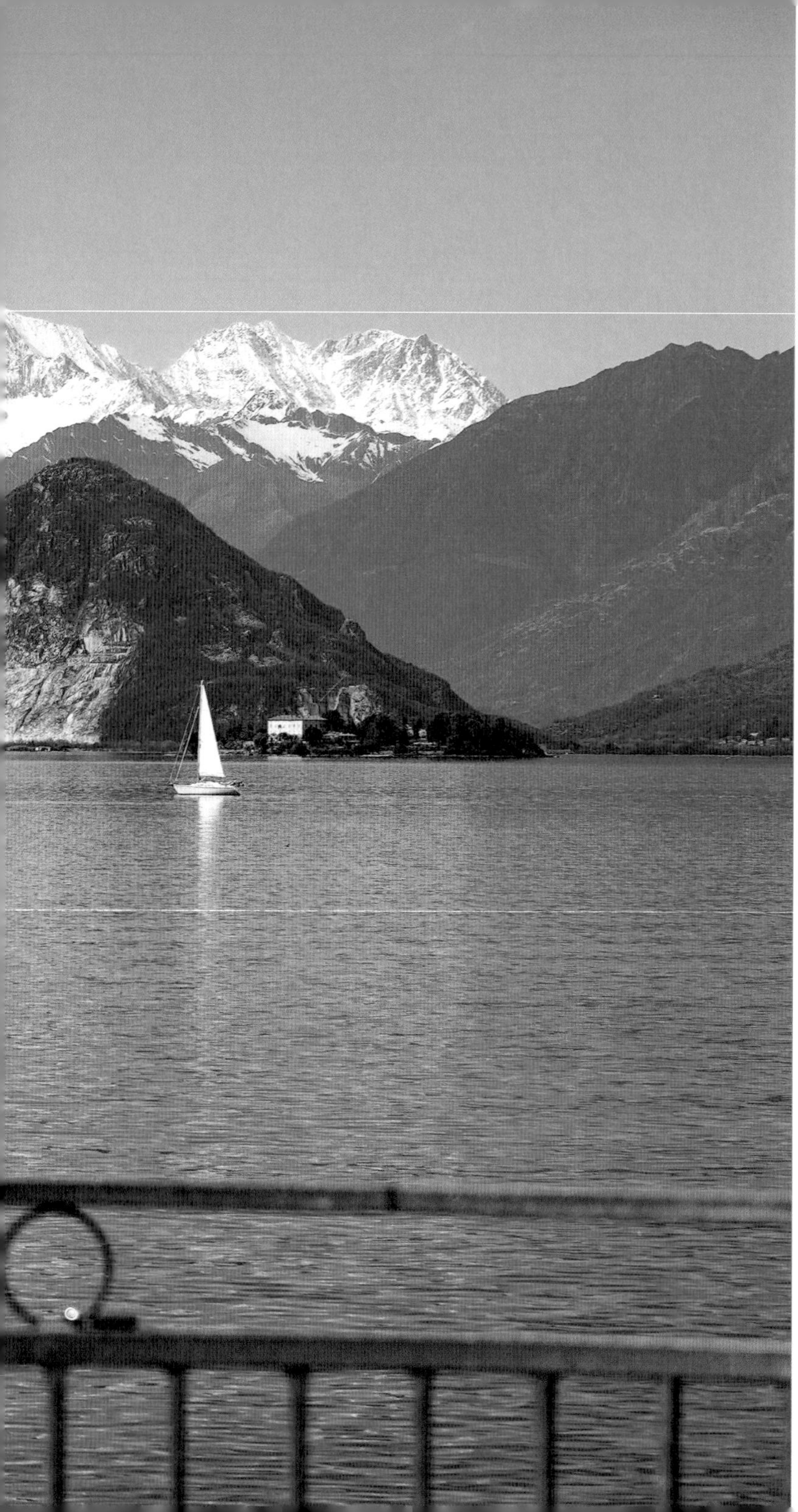

第2週

目をストレッチする⑥

写真の見方

まず、真ん中の白いヨットにピントを合わせ、次に背景の山や手前の柵にもピントを合わせます。頭を動かさずに行いましょう。

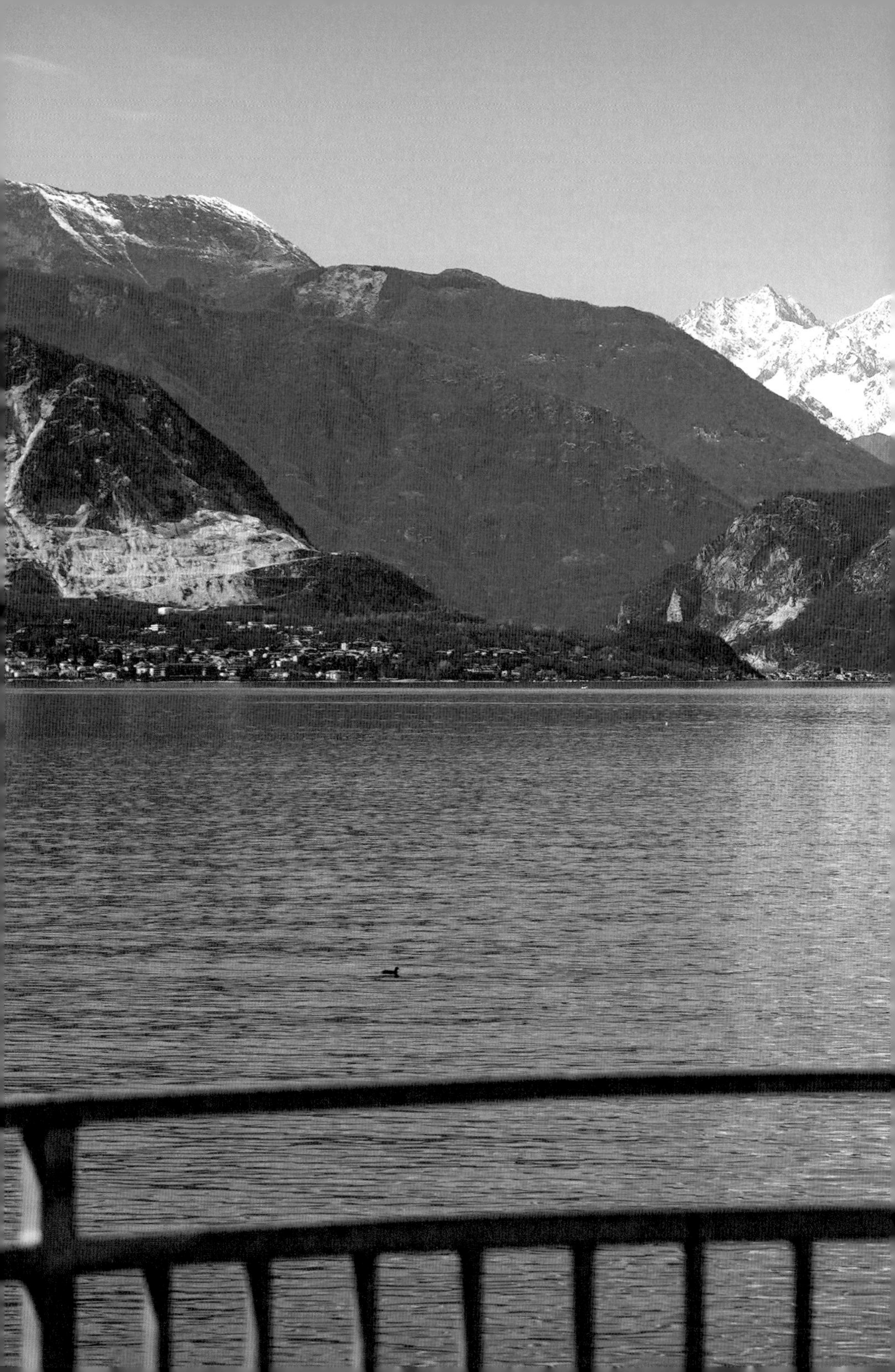

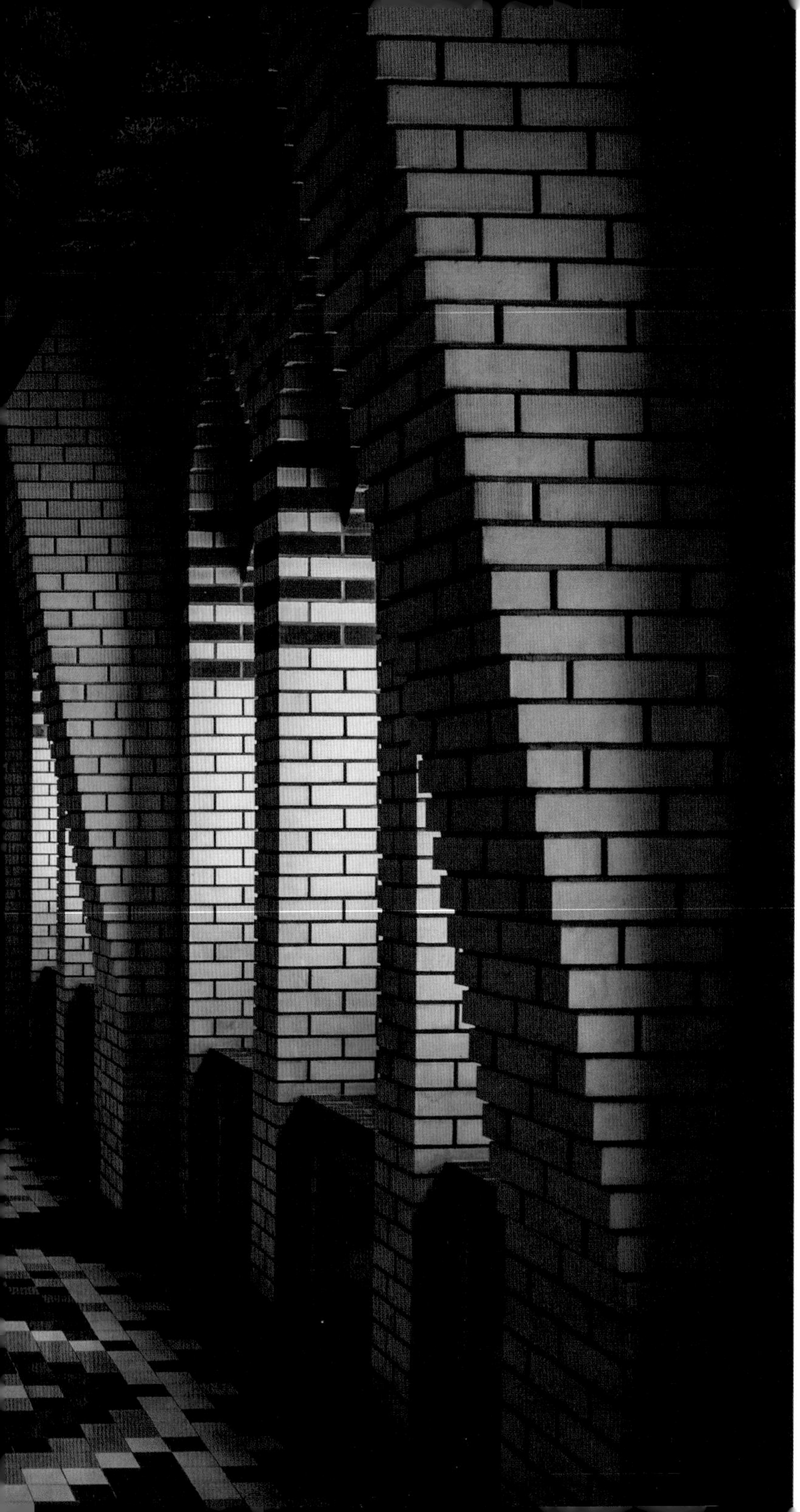

第2週

目をストレッチする⑦

写真の見方

廊下の床の模様から奥の扉までまっすぐ視線を動かし、扉に達したら手前の床まで視線を戻します。繰り返し行いましょう。

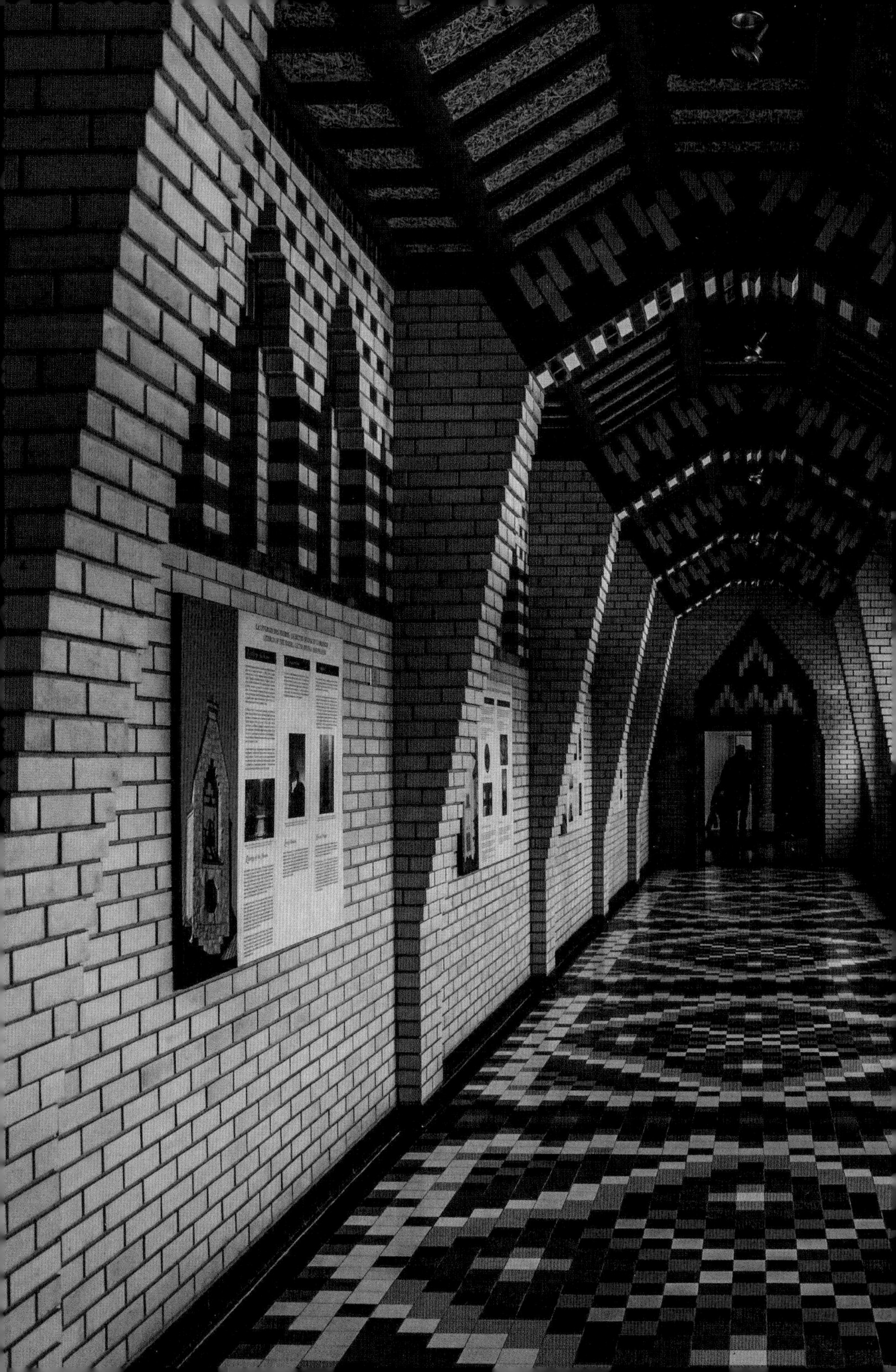

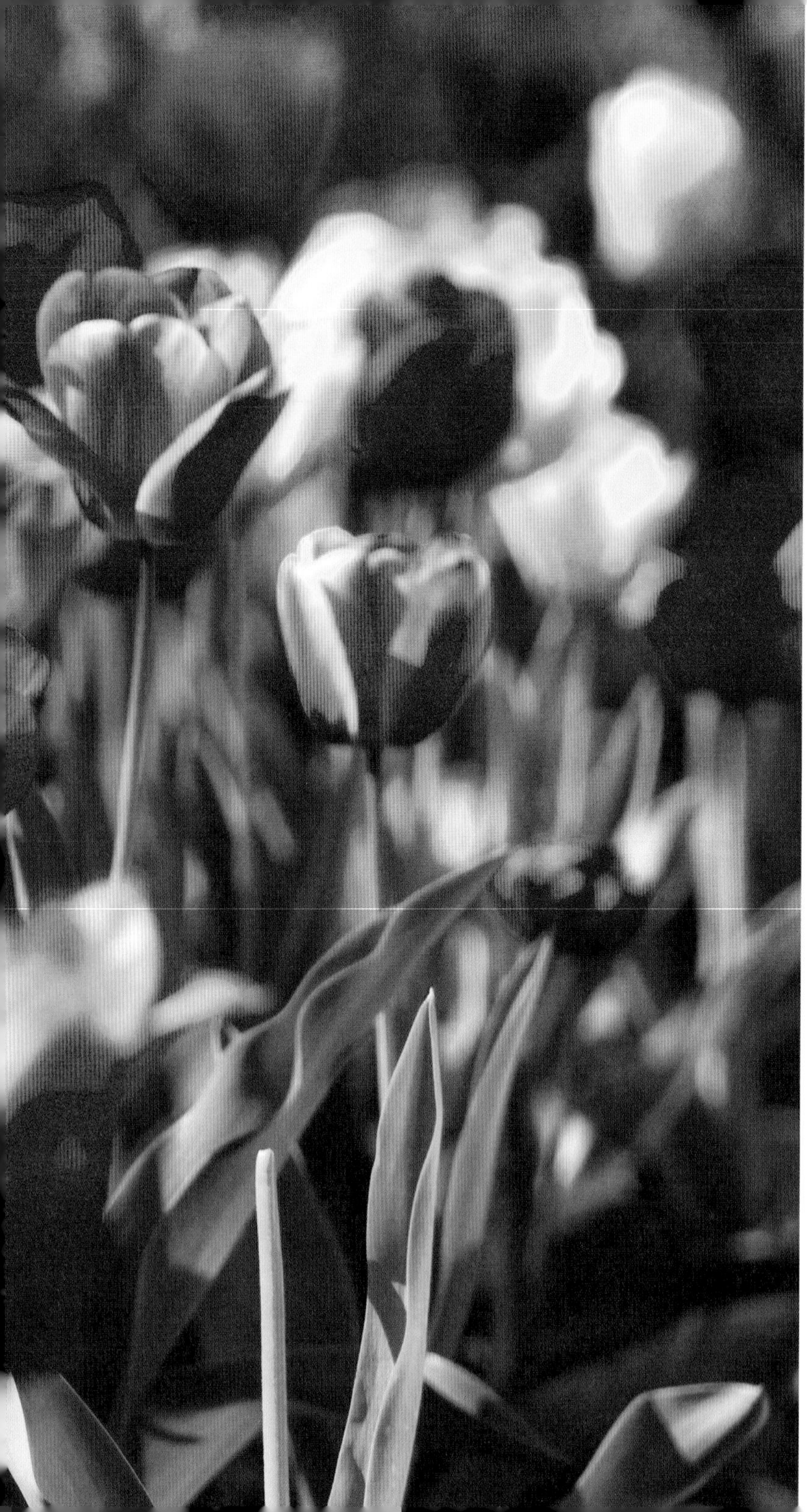

第2週

目をストレッチする⑧

写真の見方

まず、ピントの合ったチューリップを見ます。次にピントのズレたチューリップを見比べます。頭を動かさず、繰り返し行いましょう。

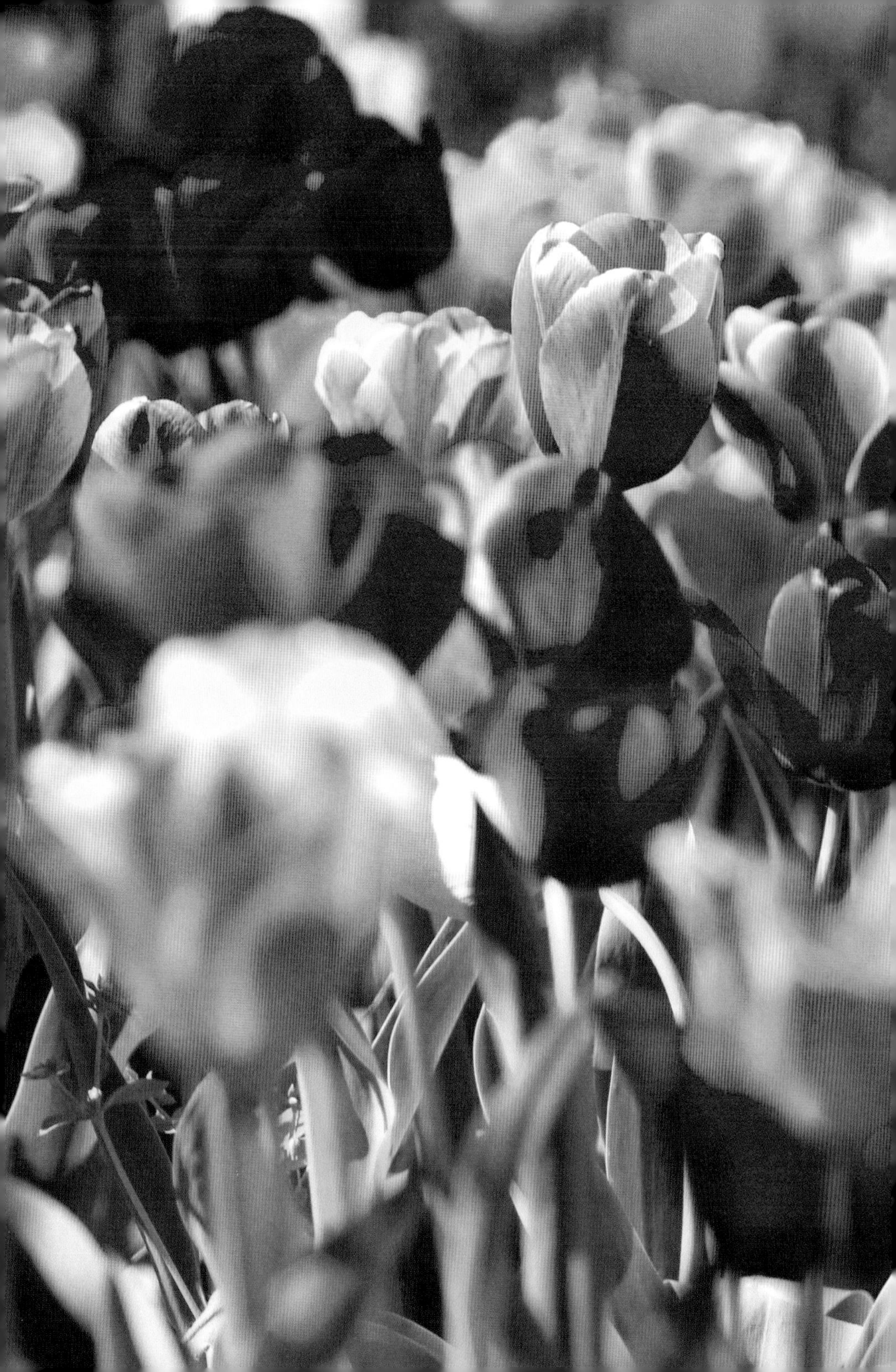

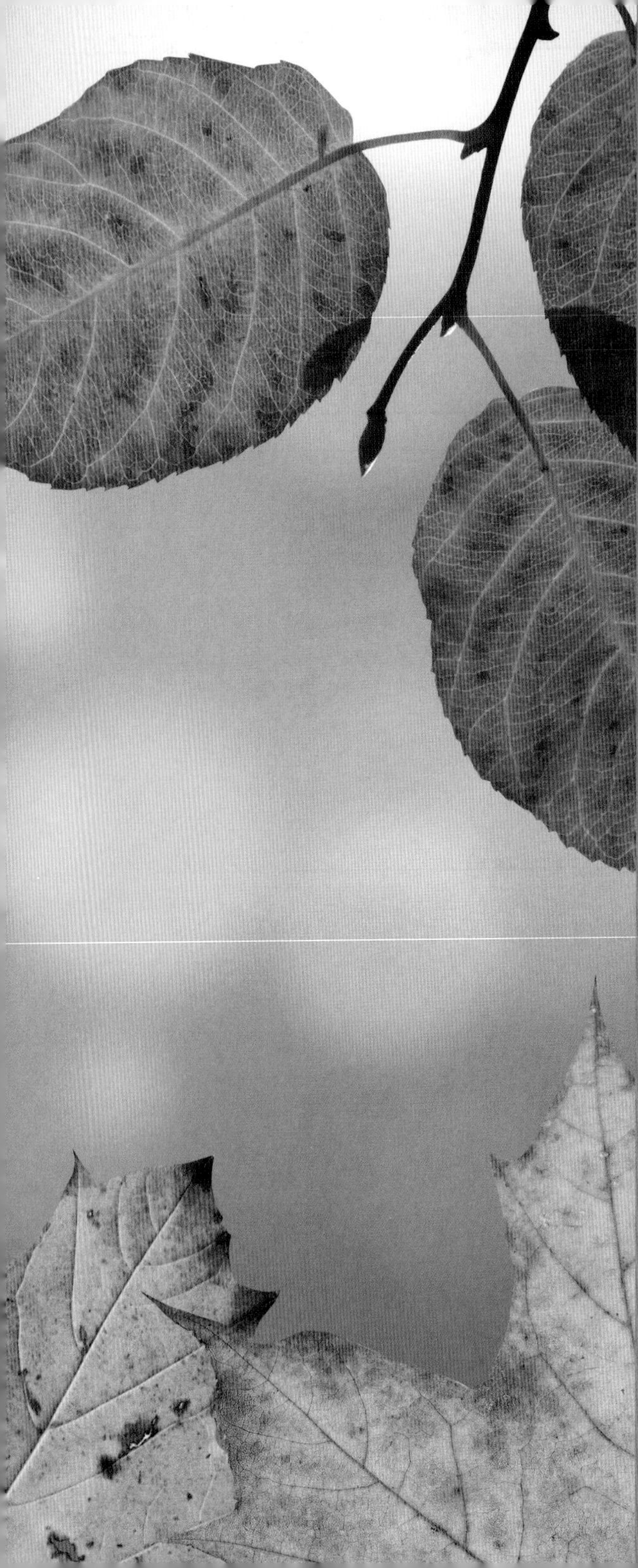

第3週

血行を促進して目の筋肉をほぐす写真

眼球の周りにある〝眼球移動筋〟がこり固まると、目の周りの血行が悪化します。眼球移動筋がほぐれる写真を見て血行をよくすると、血管の隅々に血液や栄養が届きます。

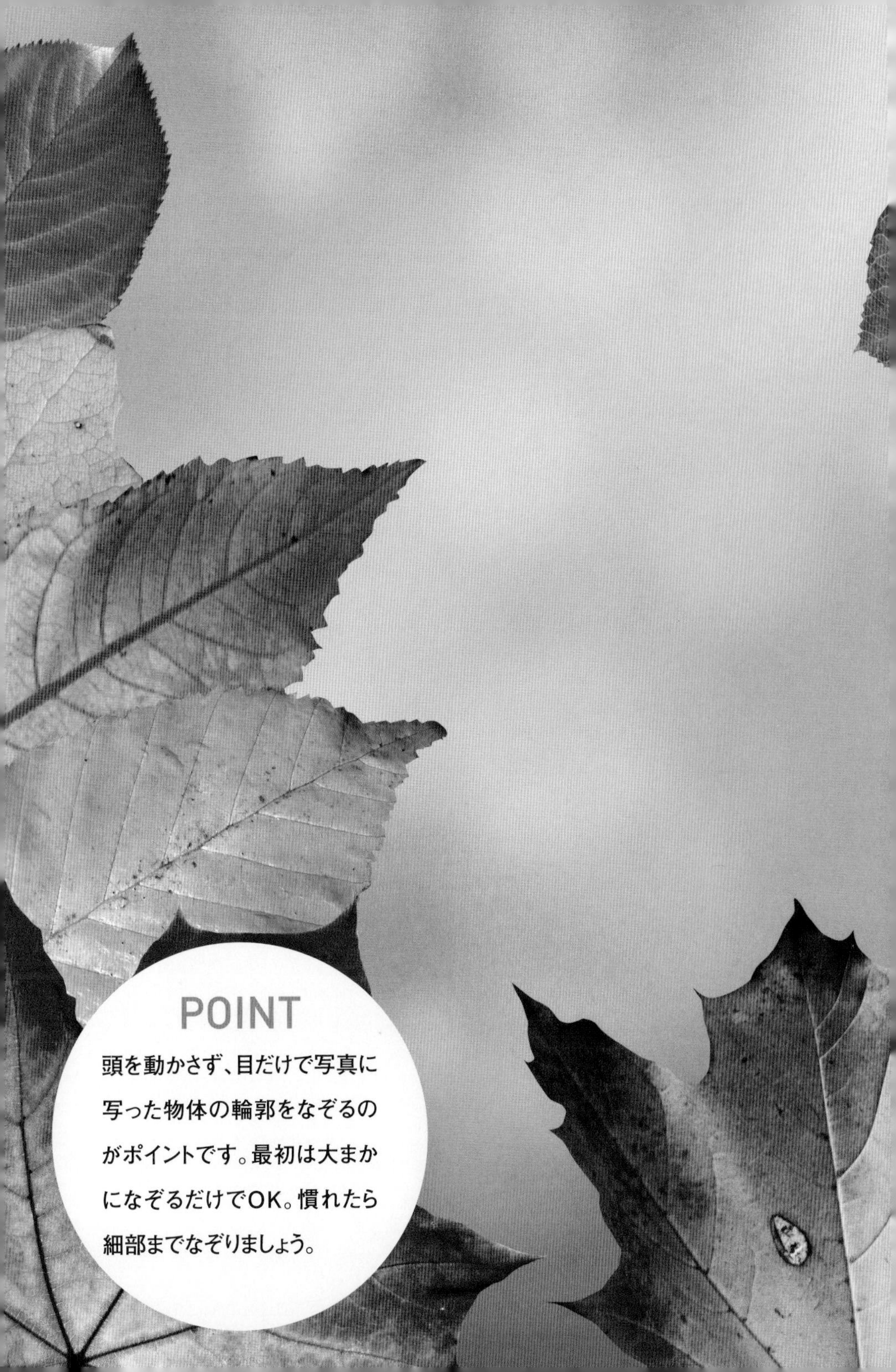

POINT

頭を動かさず、目だけで写真に写った物体の輪郭をなぞるのがポイントです。最初は大まかになぞるだけでOK。慣れたら細部までなぞりましょう。

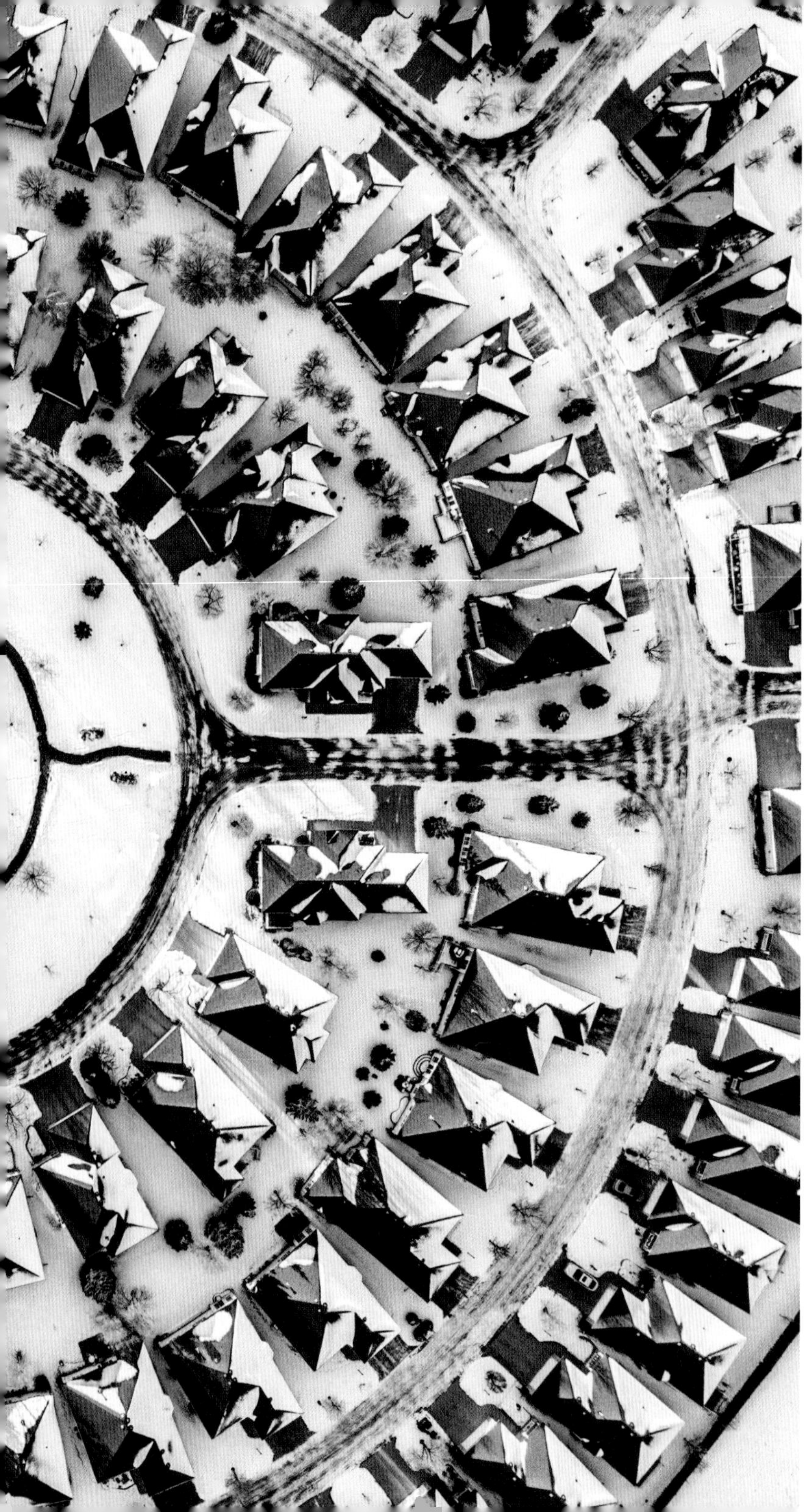

第3週

目の血行を促進する①

写真の見方

片方の目で写真にある道路をすべてなぞり、一周したら逆の方向になぞります。もう片方の目でも同様に行います。

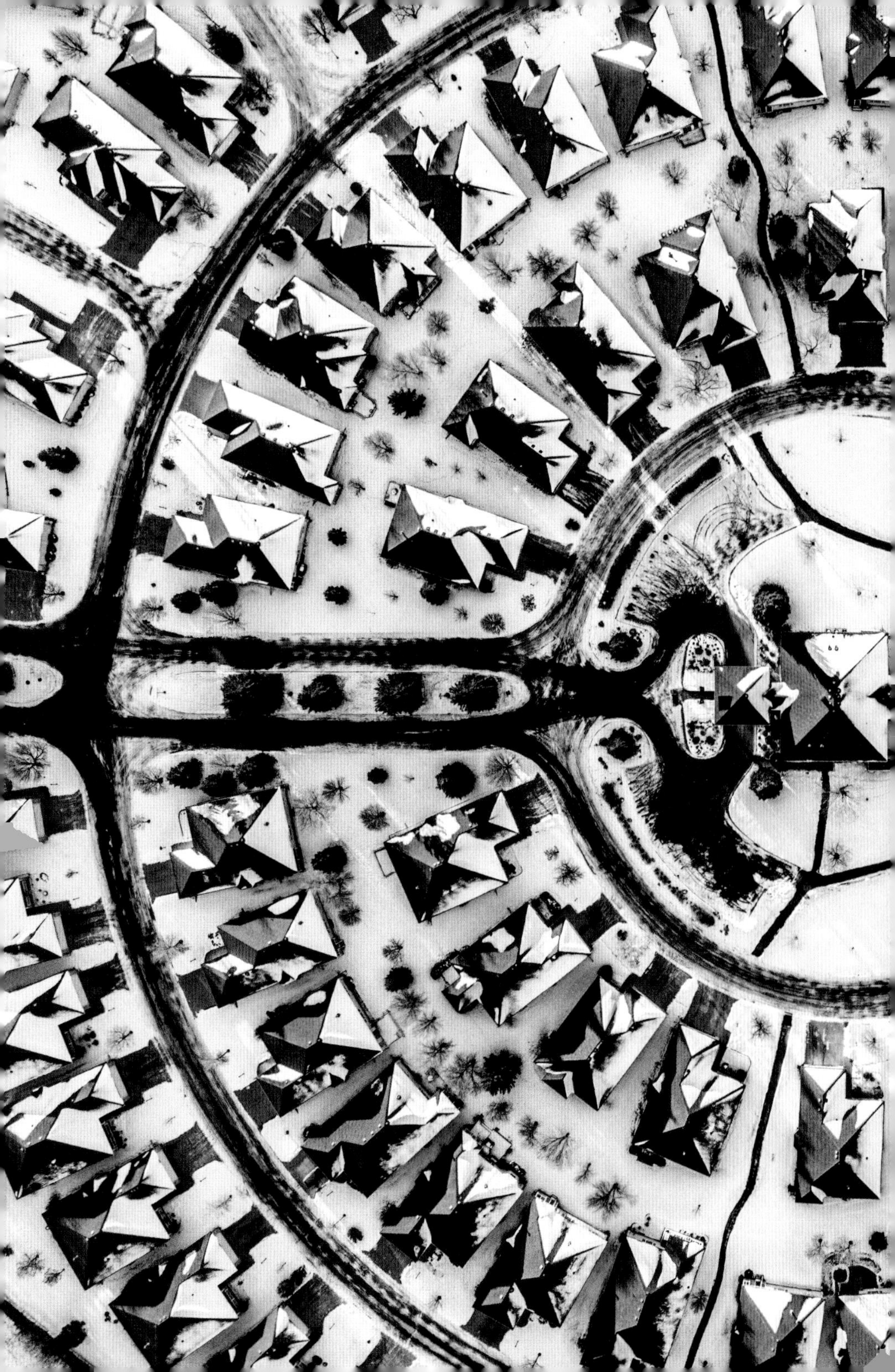

第3週

目の血行を促進する②

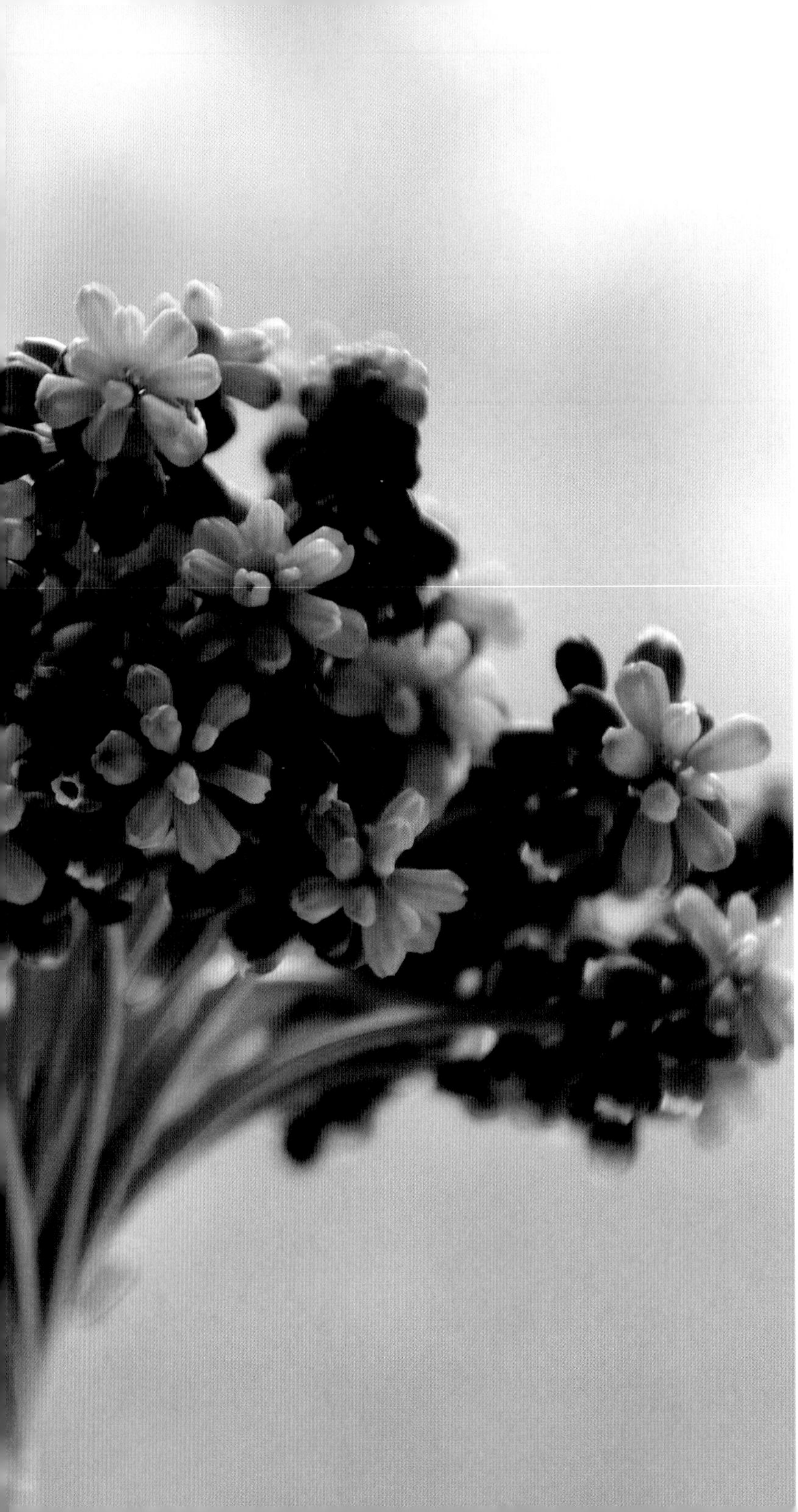

写真の見方

片方の目で花の茎から輪郭をなぞり、一周したら逆方向からも輪郭をなぞります。もう片方の目でも同様に行います。

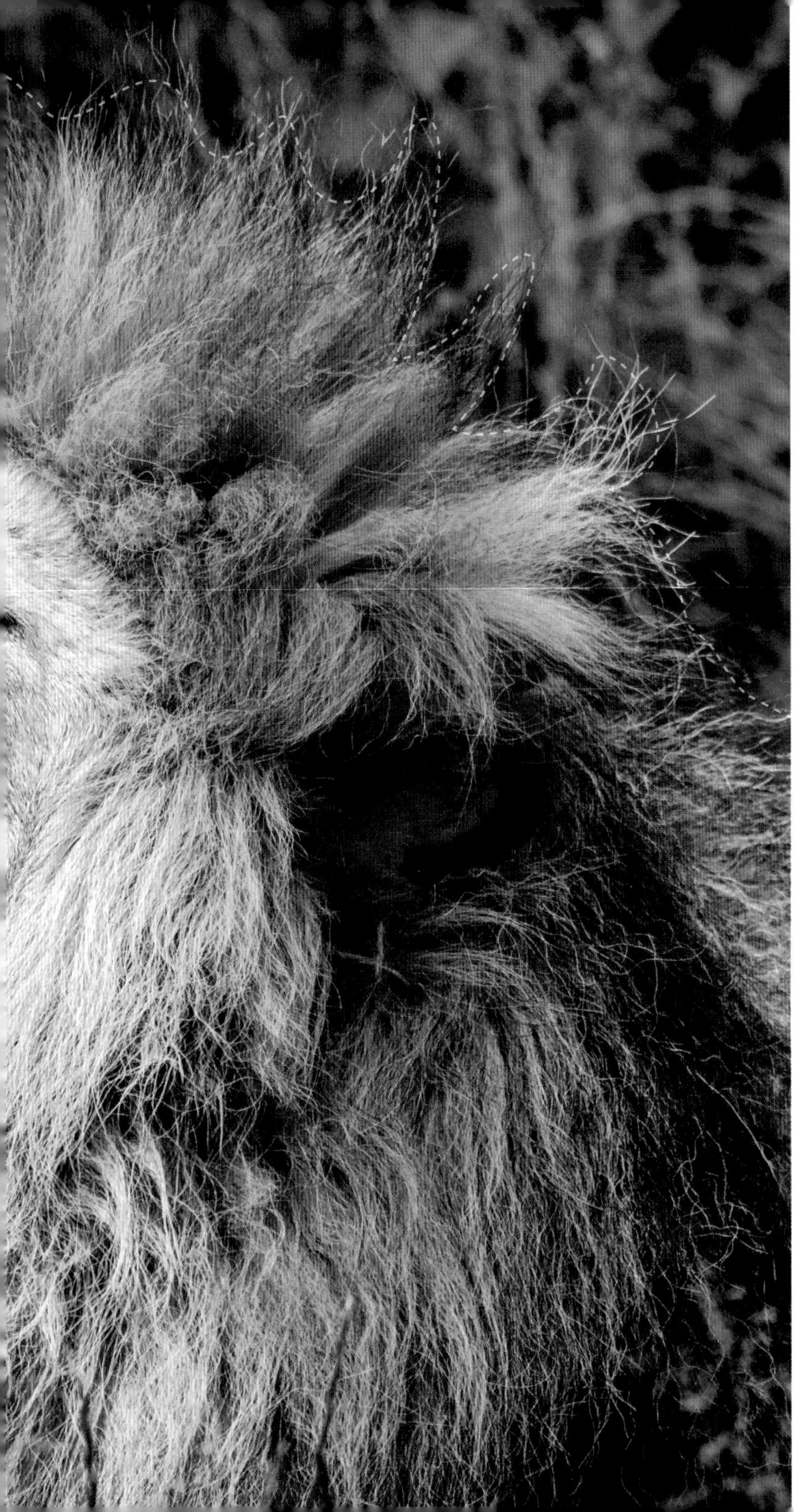

第3週

目の血行を促進する③

写真の見方

片方の目でライオンのたてがみの輪郭をなぞり、一周したら逆方向からなぞります。もう片方の目でも同様に行います。

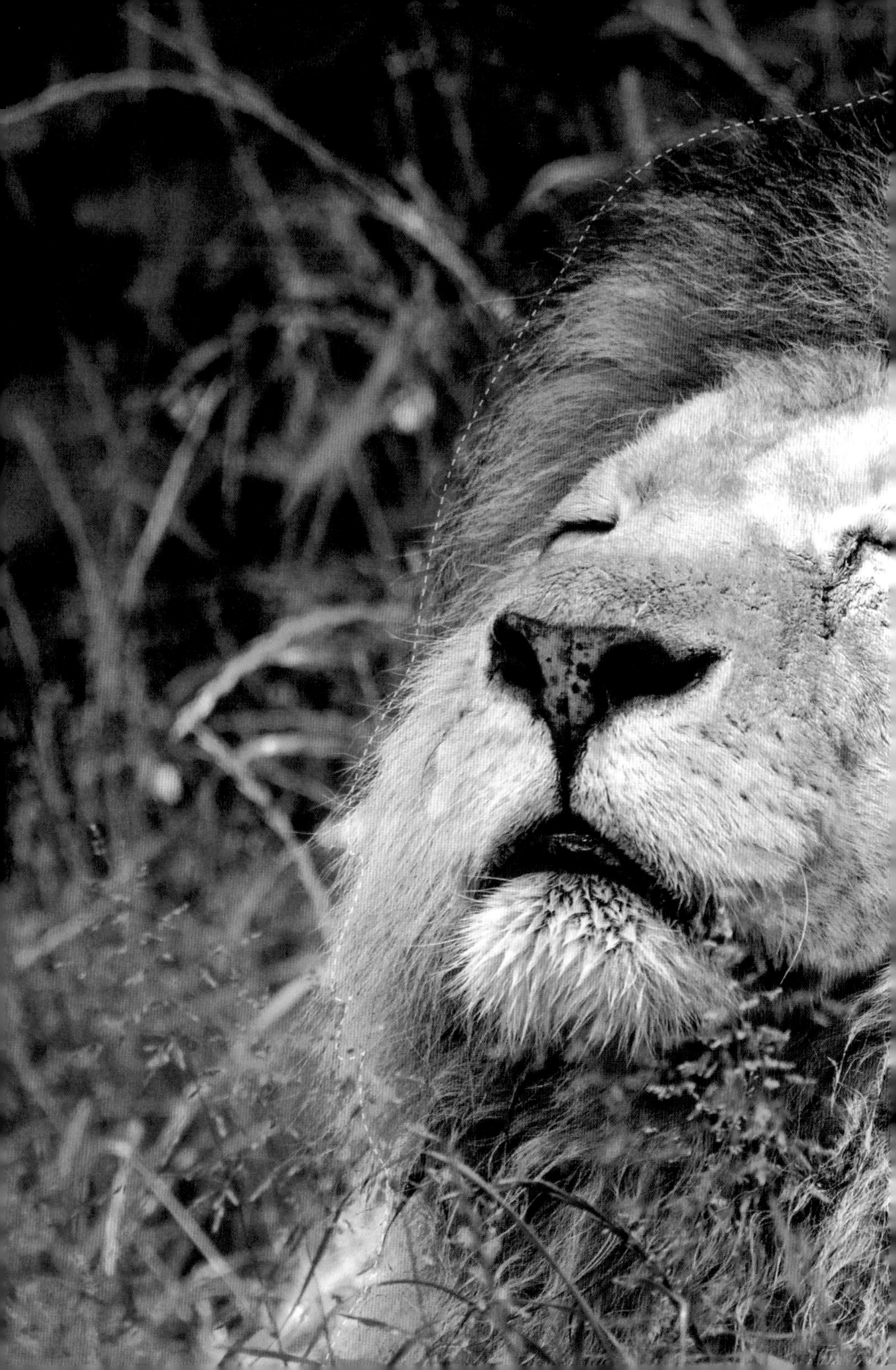

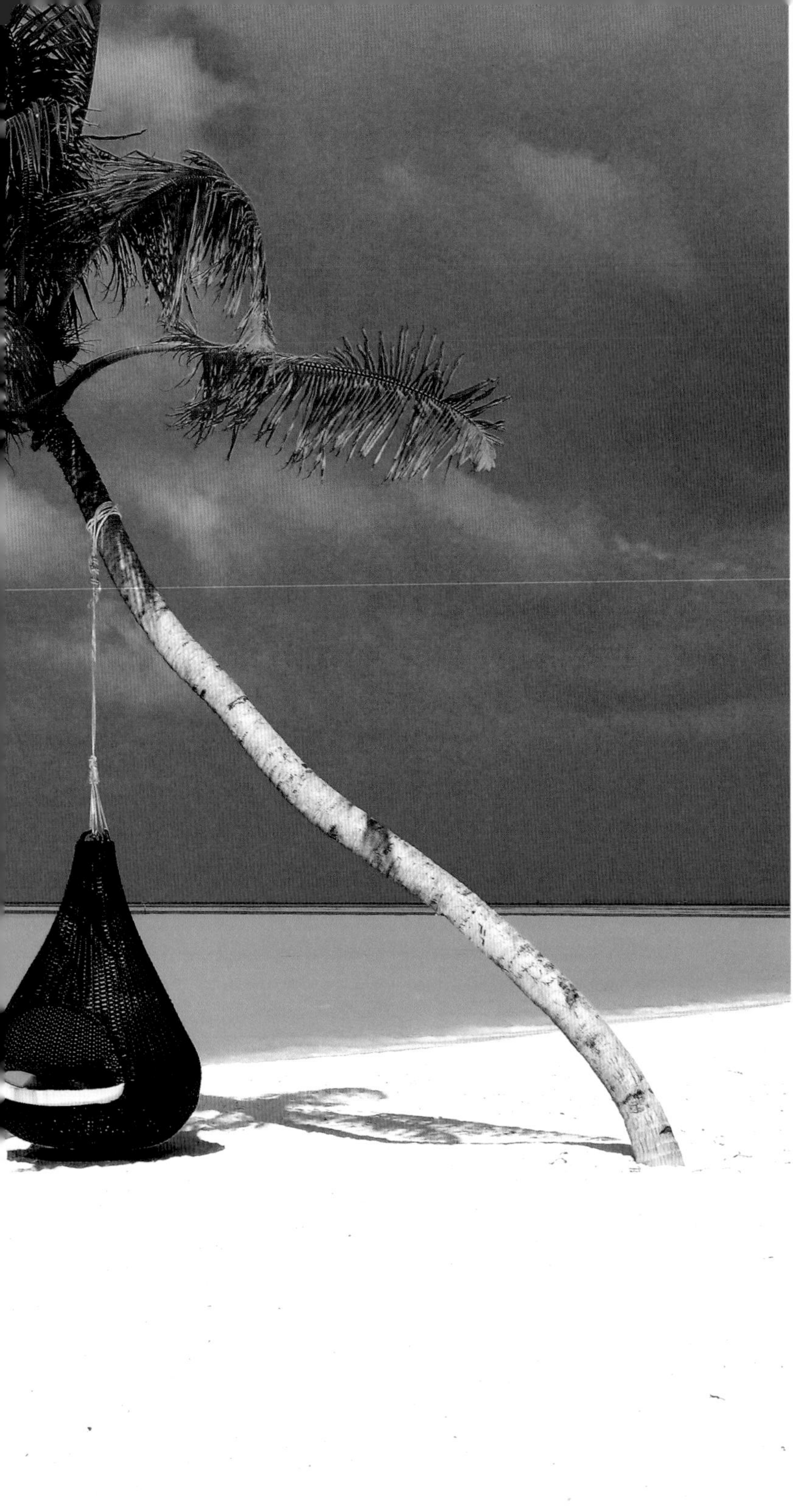

第3週

目の血行を促進する④

写真の見方

片方の目で、海面からヤシの木、ハンモック、浜辺の順に輪郭をなぞります。もう片方の目でも同様に輪郭をなぞります。

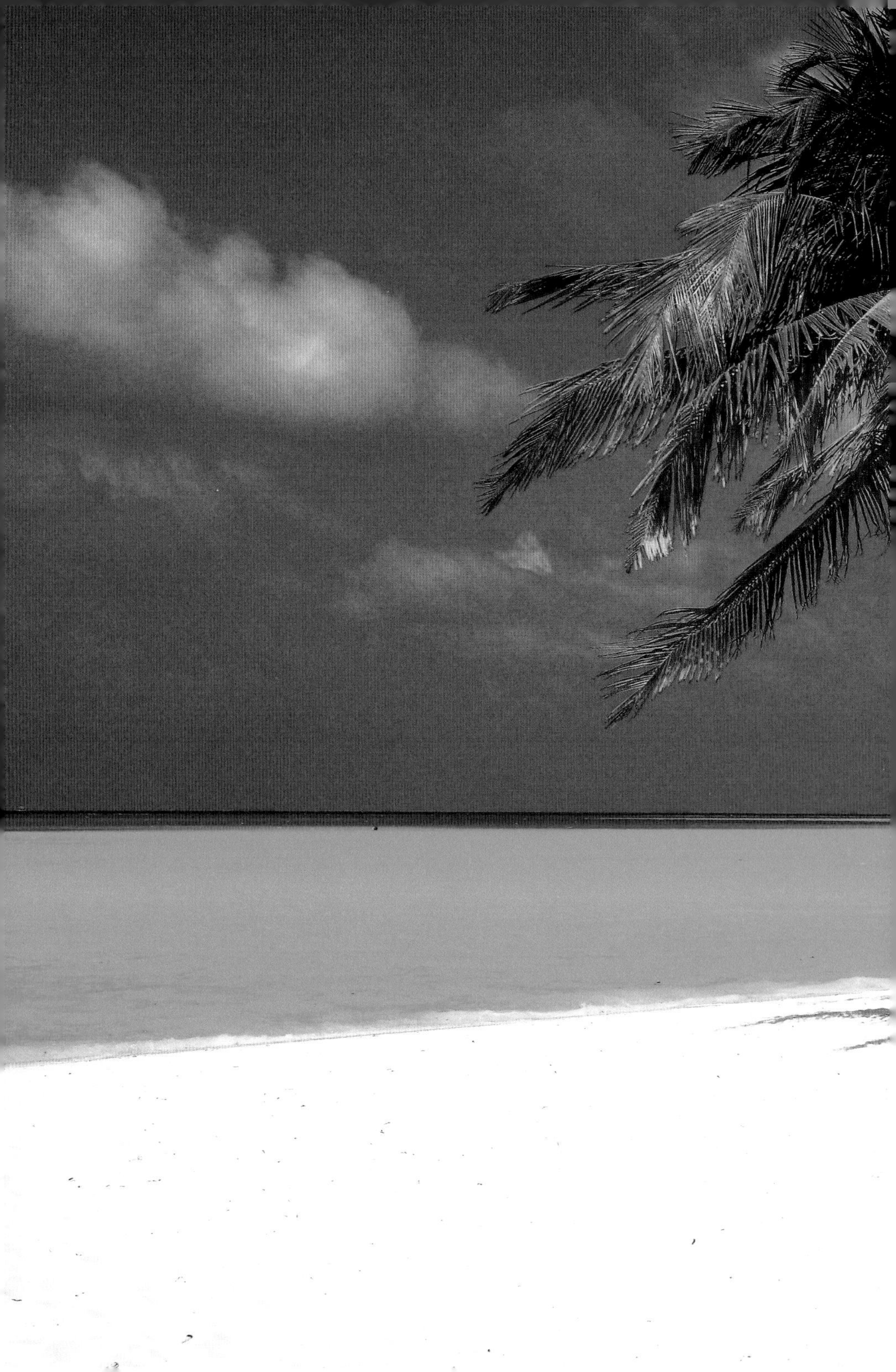

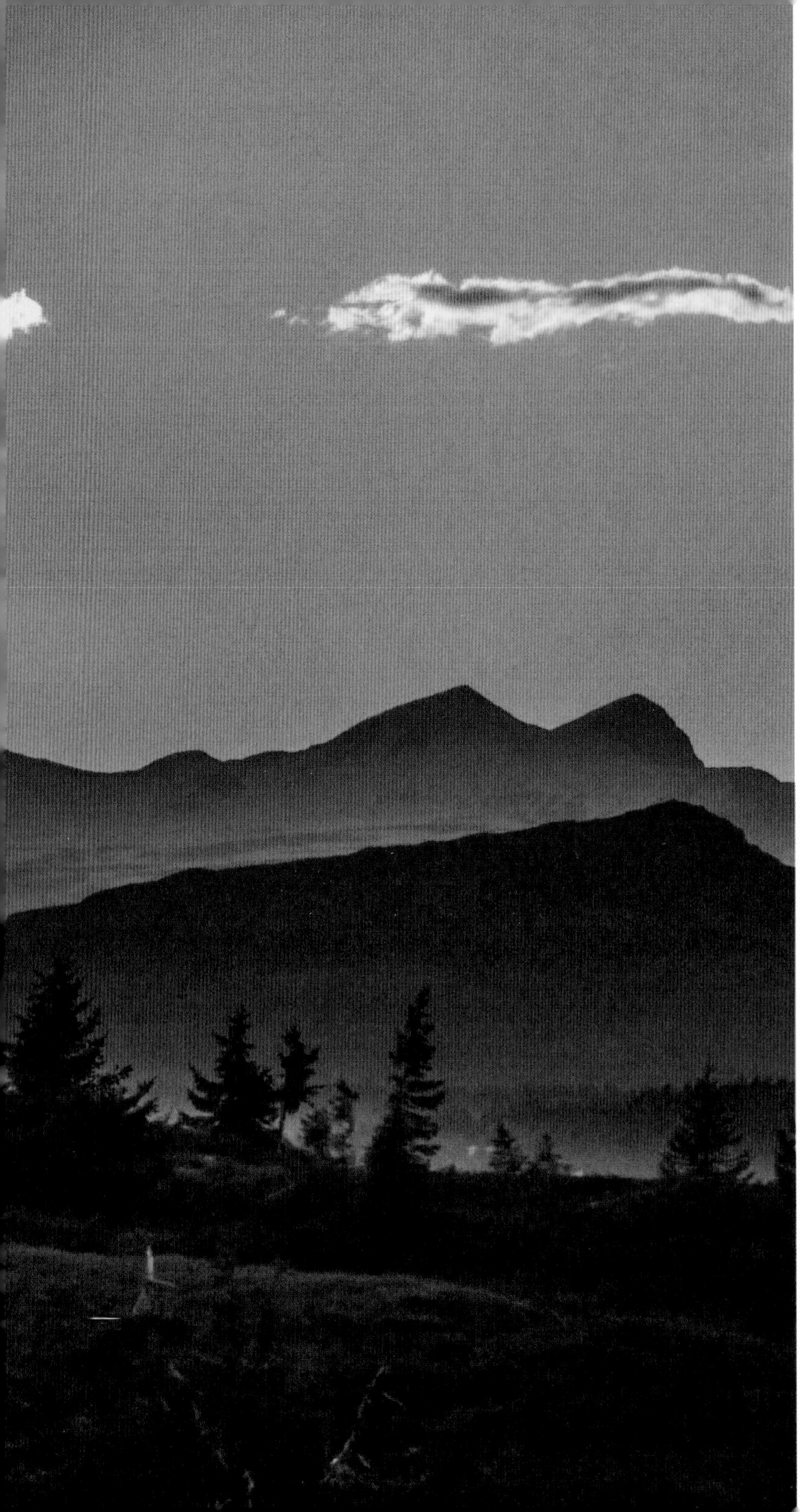

第3週

目の血行を促進する⑤

写真の見方

片方の目で手前にある木々、奥の山、さらに奥の山、雲の順に輪郭をなぞります。もう片方の目でも同様に輪郭をなぞります。

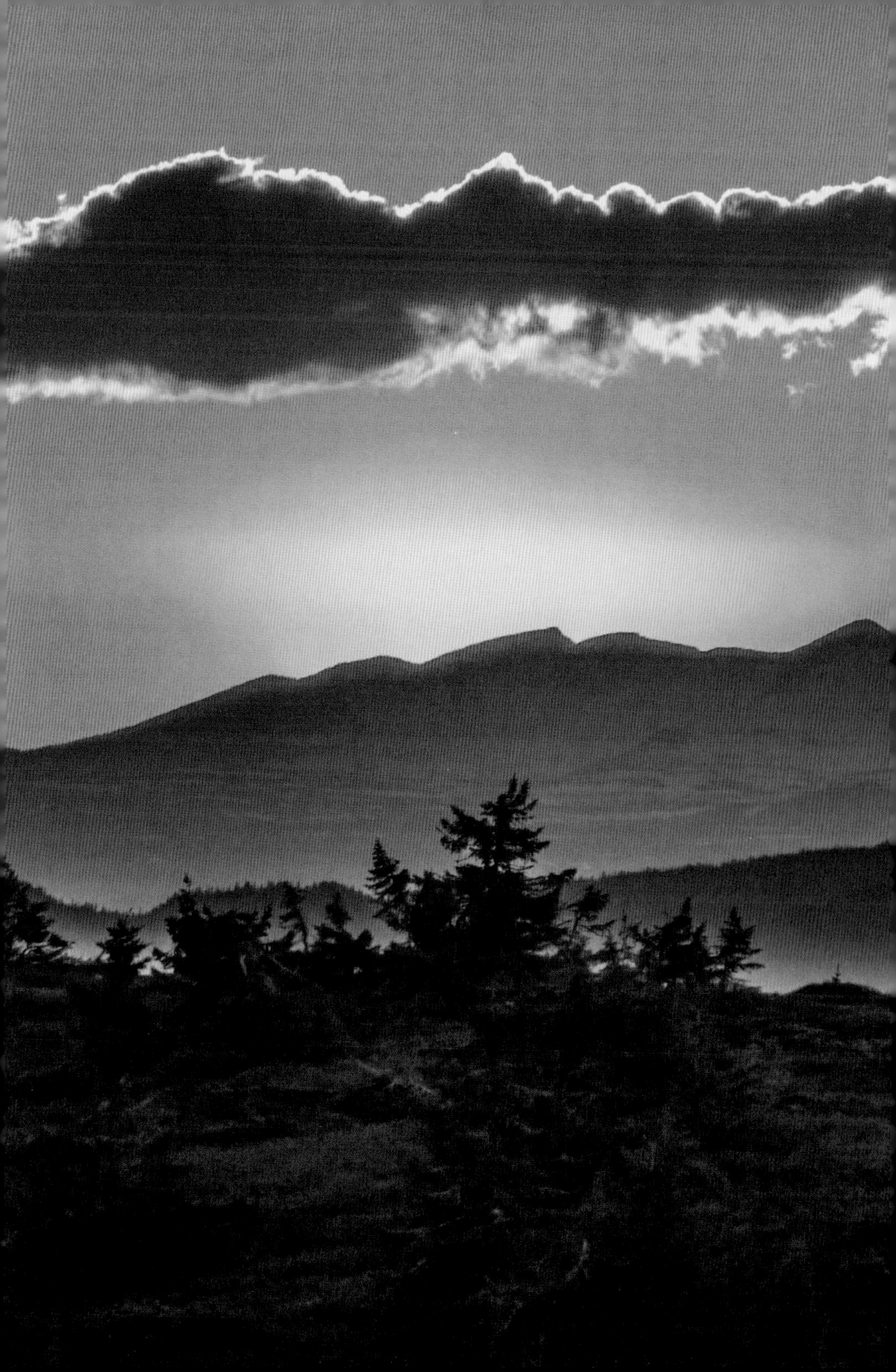

第3週

目の血行を促進する⑥

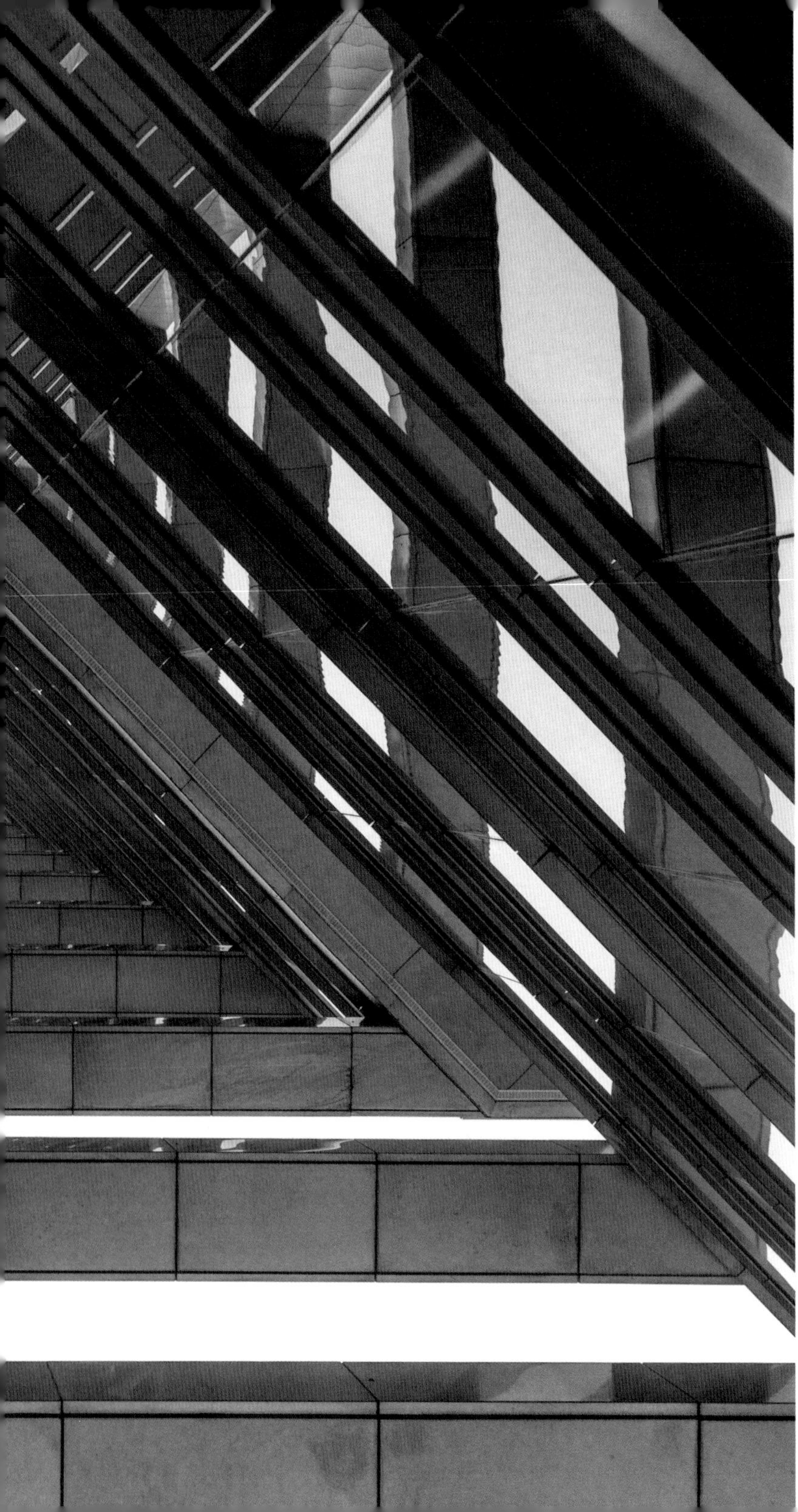

写真の見方

片方の目で手前の窓枠をなぞり、奥の窓枠まで到達したら奥から手前の窓までなぞります。もう片方の目でも同様に行います。

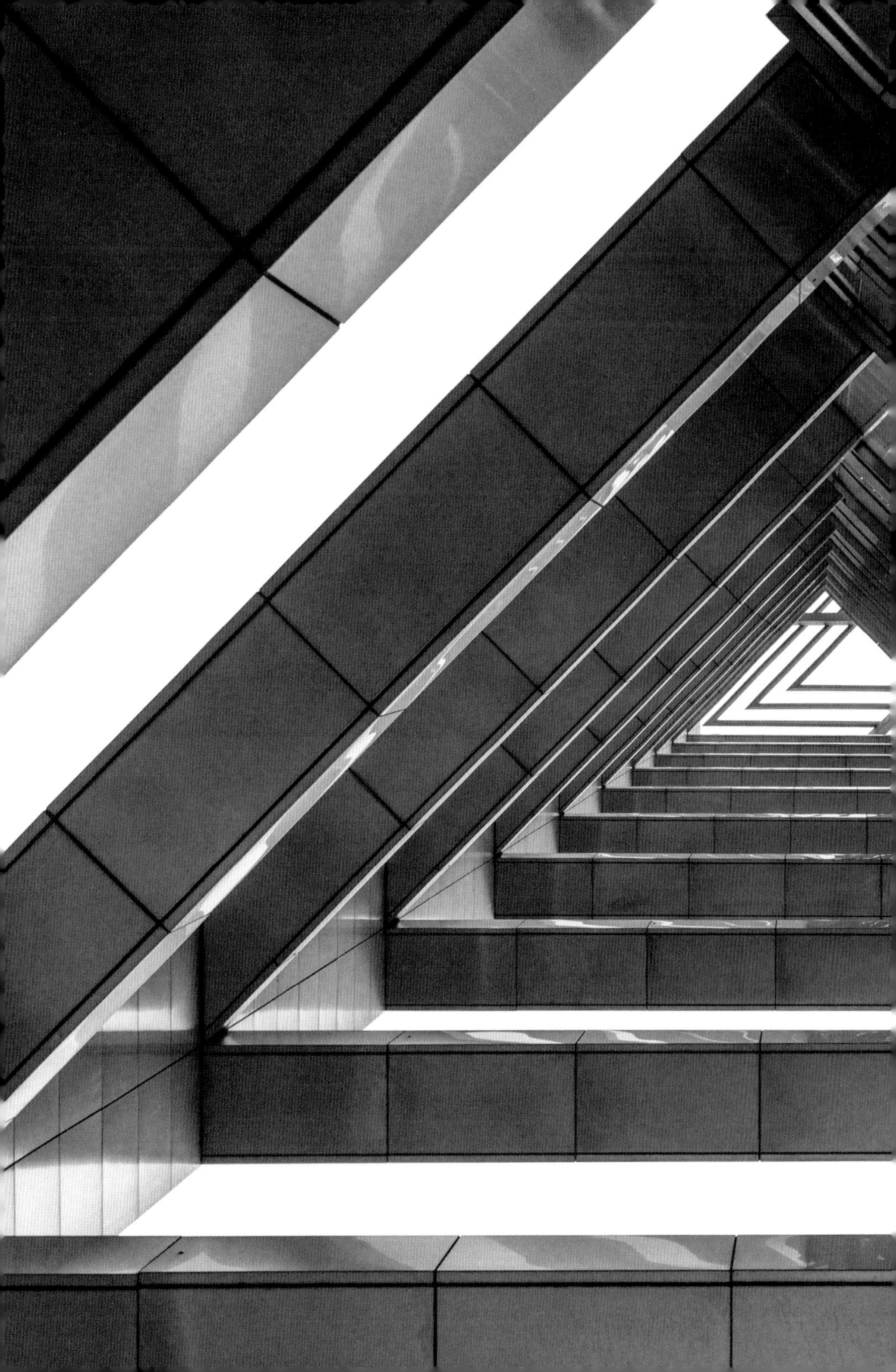

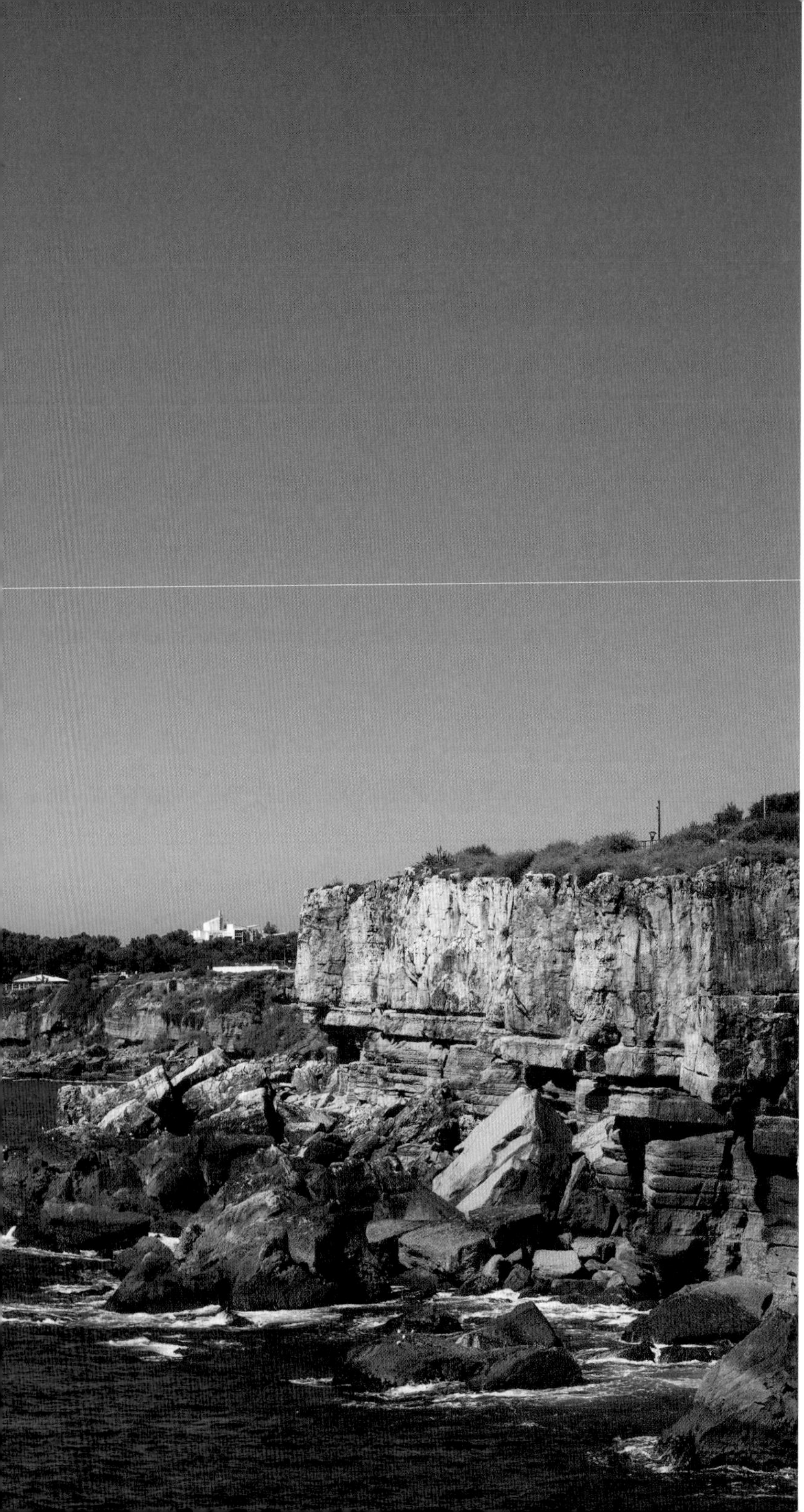

第3週

目の血行を促進する⑦

写真の見方

片方の目で崖の輪郭をなぞり、波打ち際にある岩の輪郭もなぞります。もう片方の目でも同様に輪郭をなぞります。

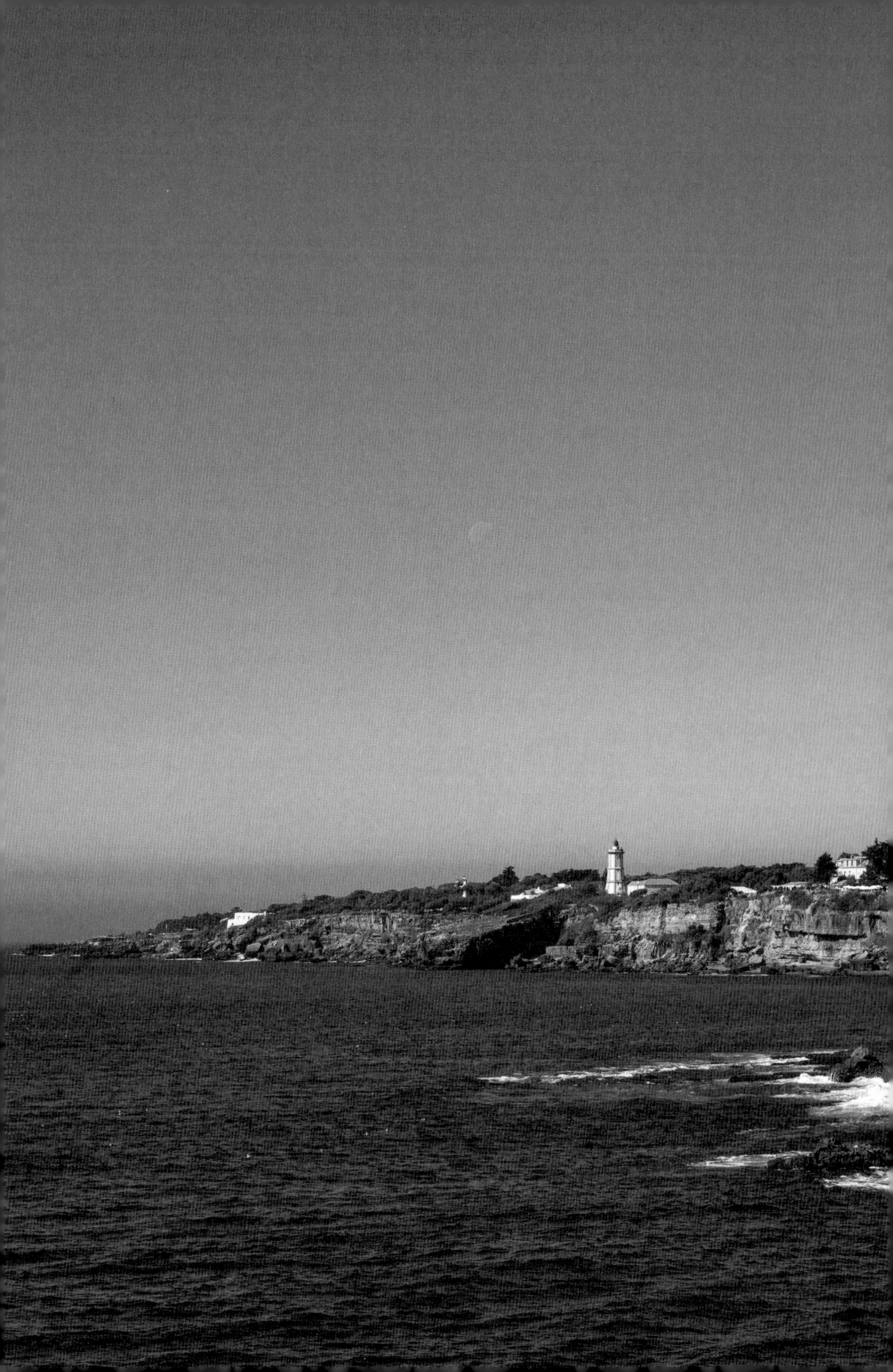

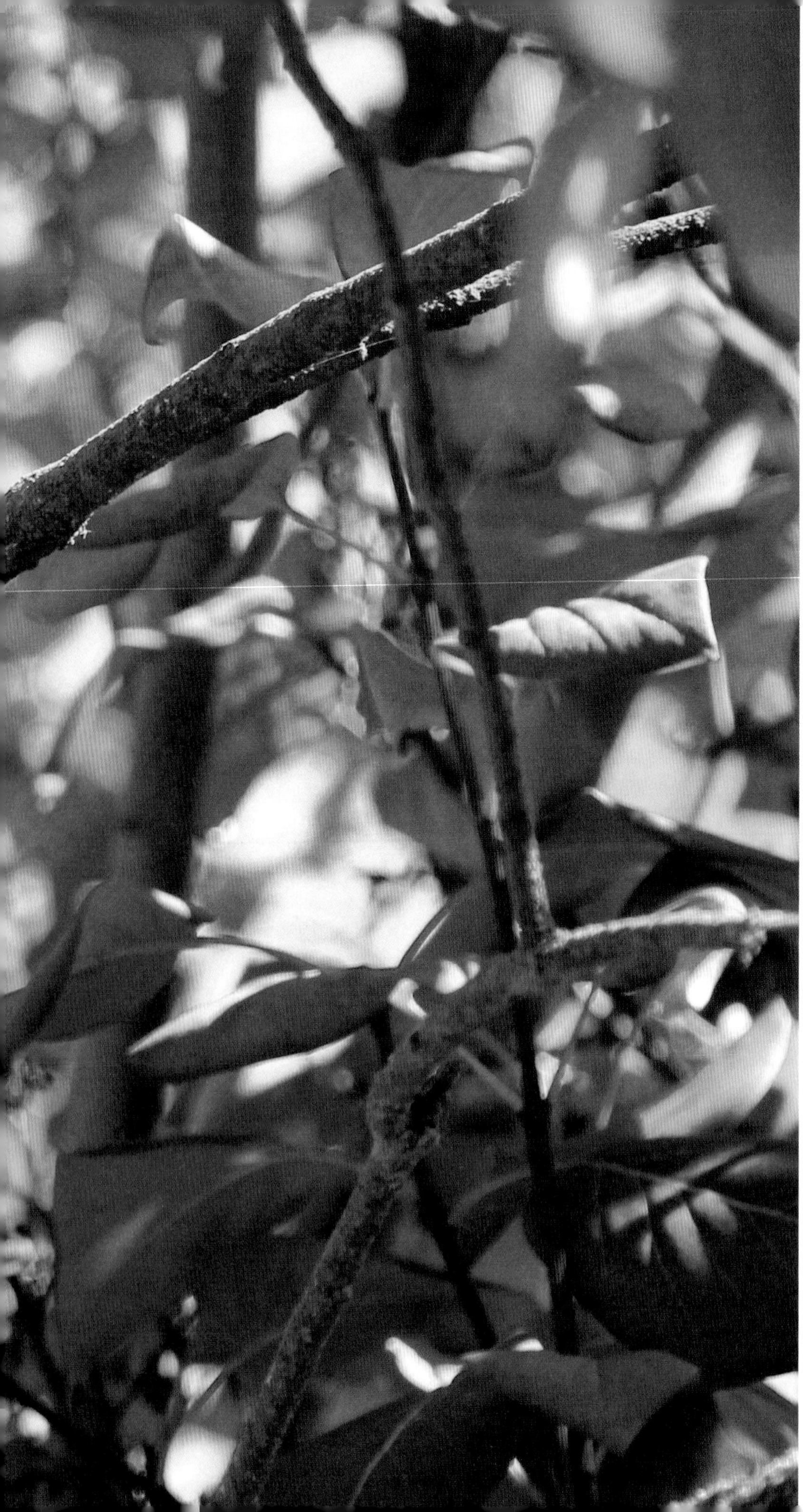

第3週

目の血行を促進する⑧

写真の見方

片方の目でピントが合っている木の輪郭と猫の輪郭をなぞります。もう片方の目でも同様に行います。

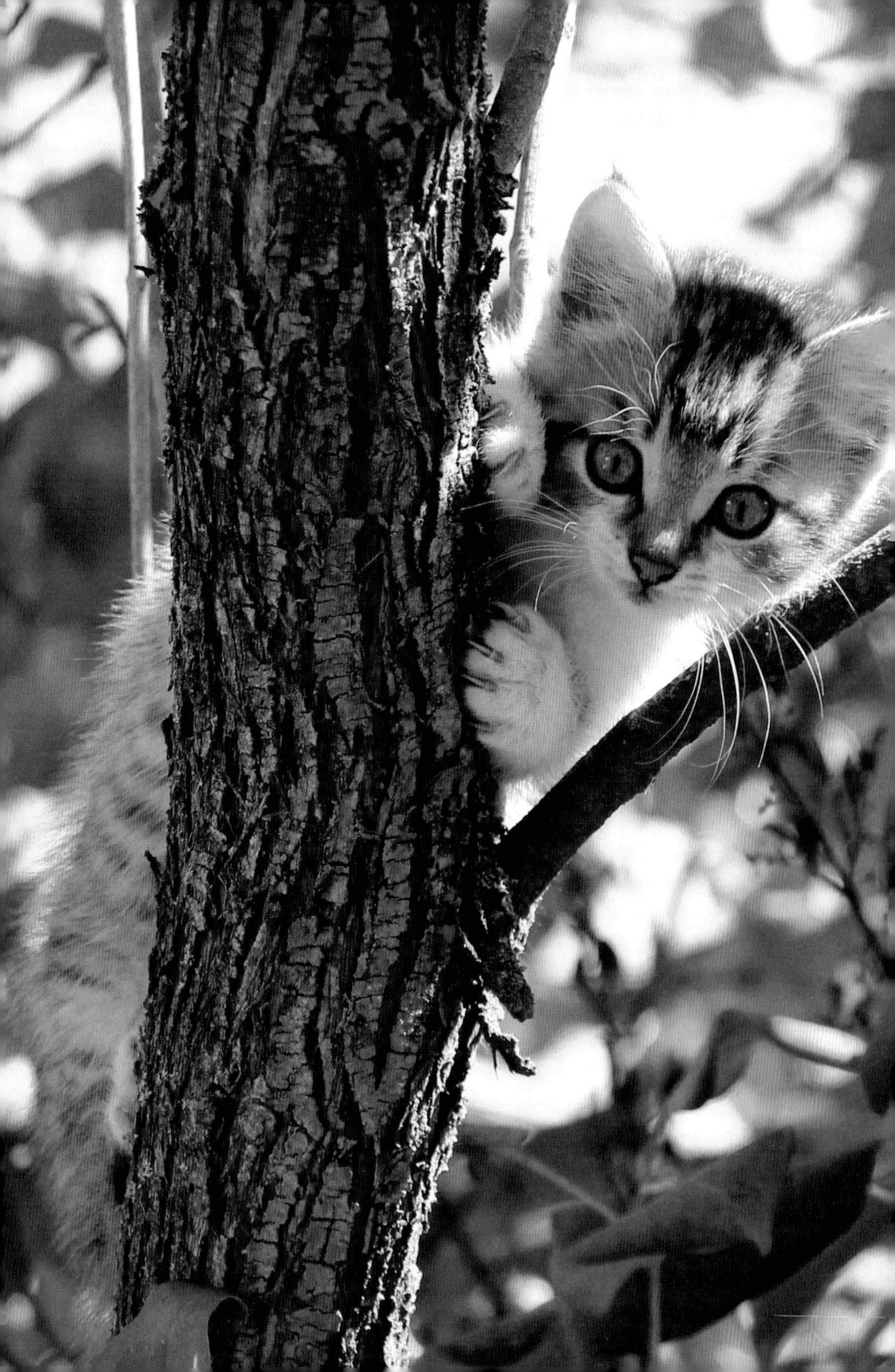

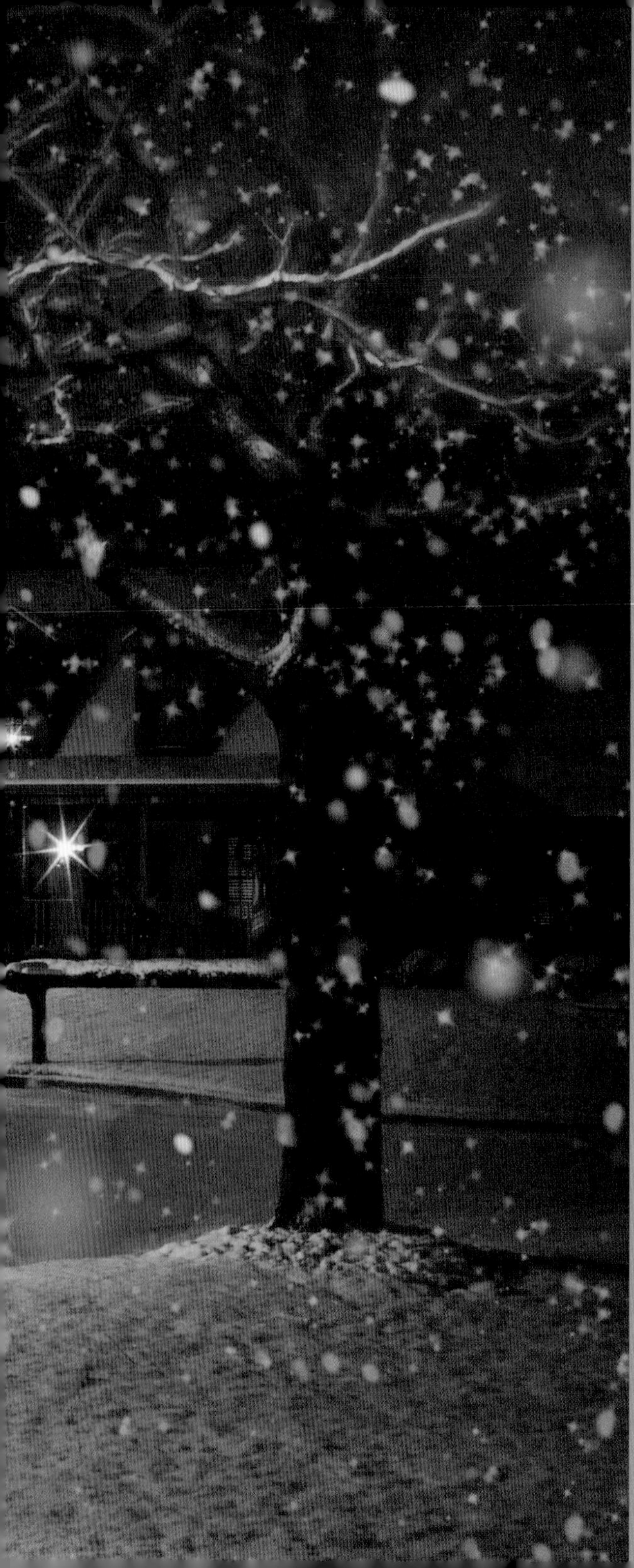

第4週

目と脳を働かせて脳を刺激する写真

私たちは、目と脳でモノを見ています。
脳に刺激を与える写真を見ることで、脳と目の若返りを図ることができます。

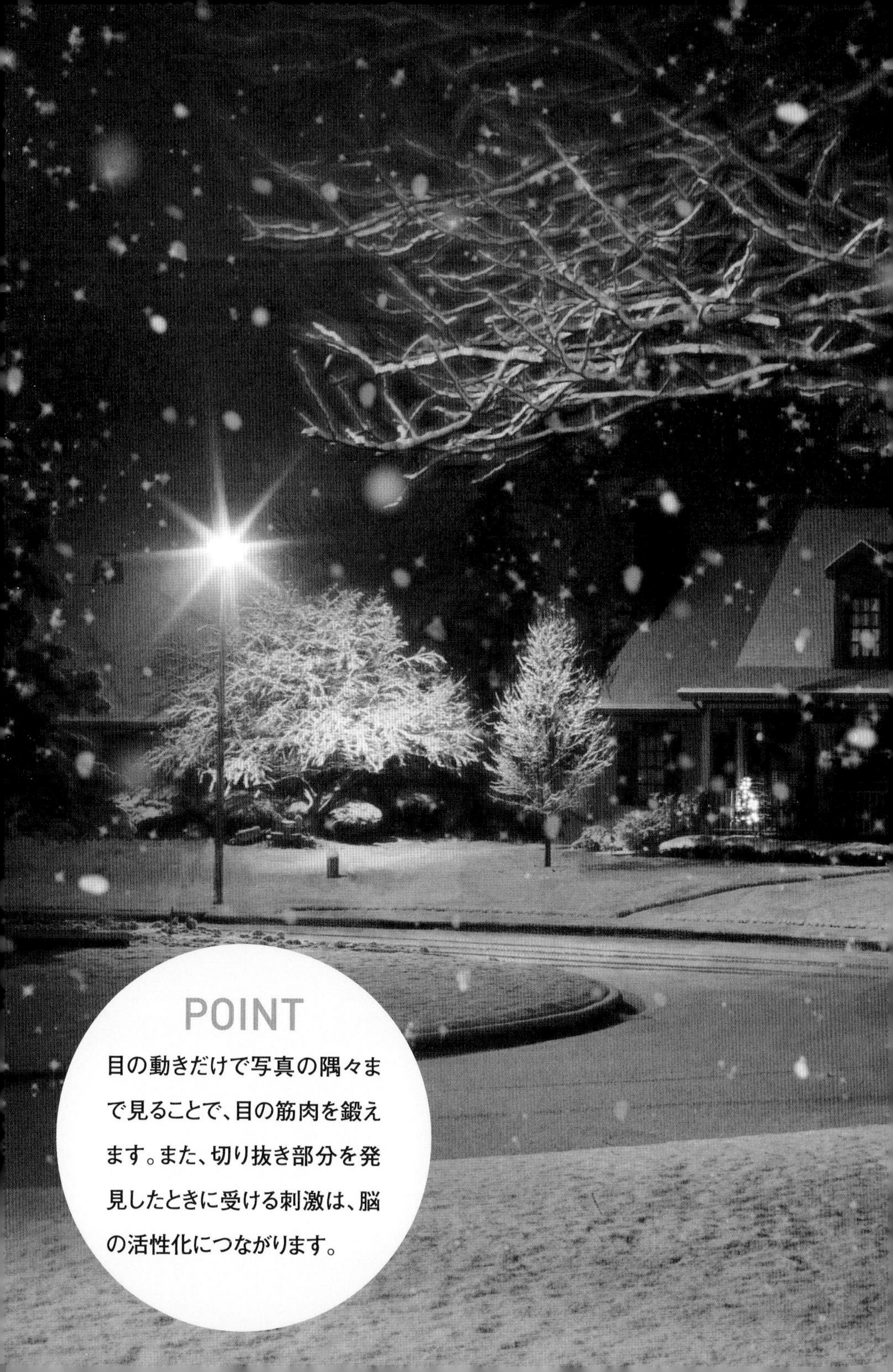

POINT

目の動きだけで写真の隅々まで見ることで、目の筋肉を鍛えます。また、切り抜き部分を発見したときに受ける刺激は、脳の活性化につながります。

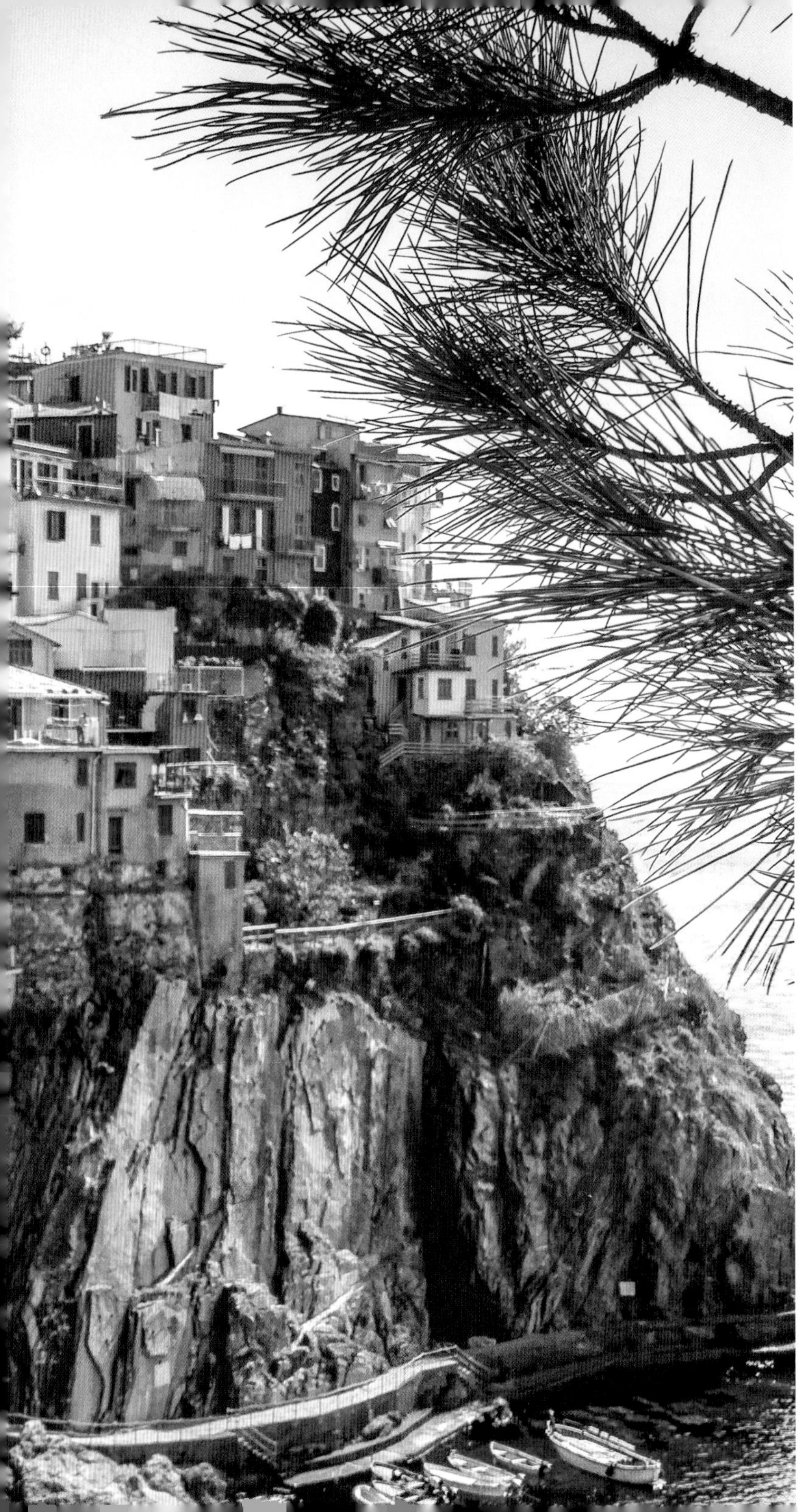

第4週

脳を刺激する①

写真の見方

左の写真から、この建物を見つけてください。答えは94ページにあります。

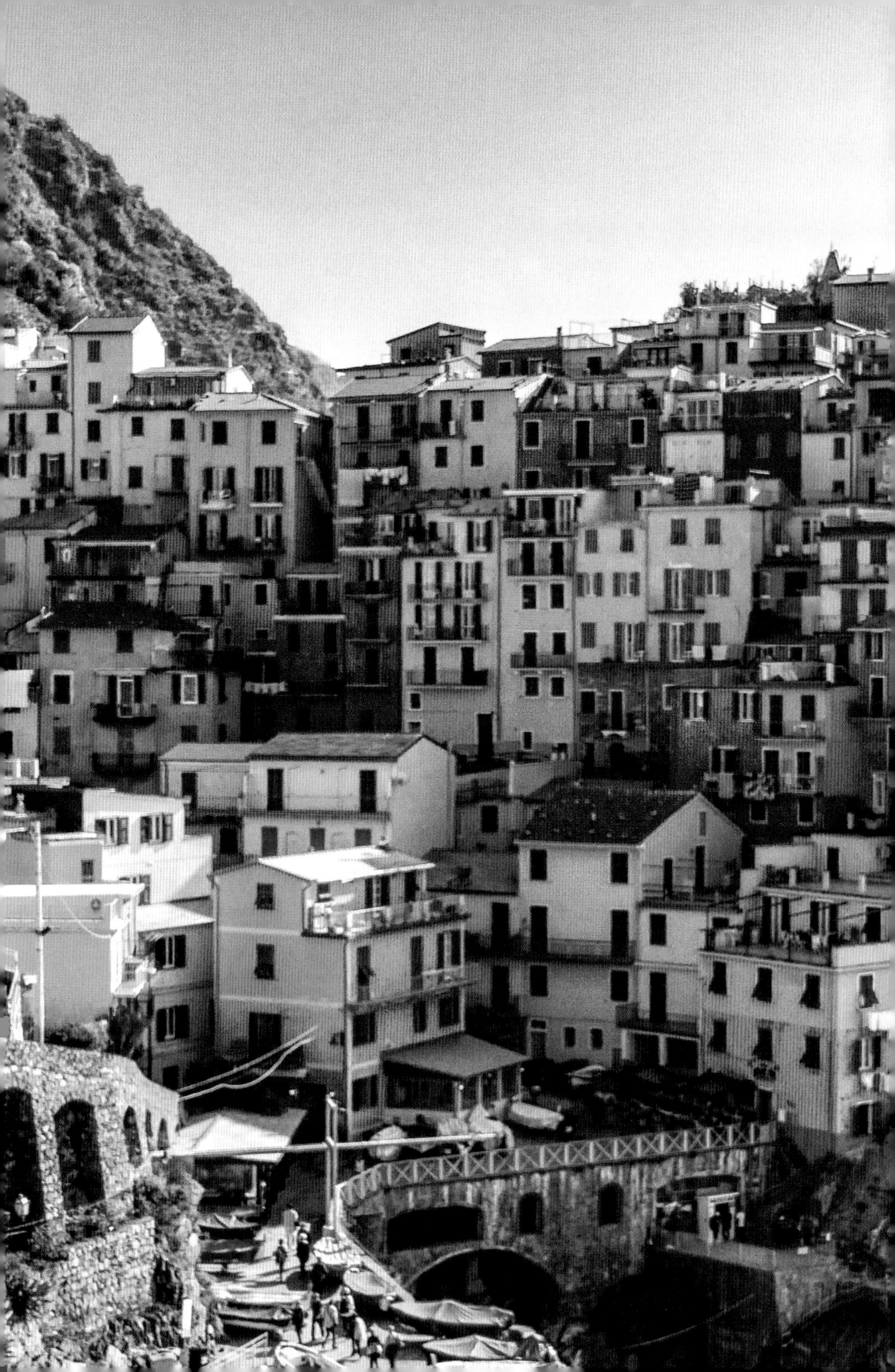

第4週

脳を刺激する②

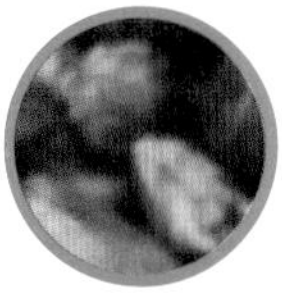

写真の見方

左の写真から、この石を見つけてください。
答えは94ページにあります。

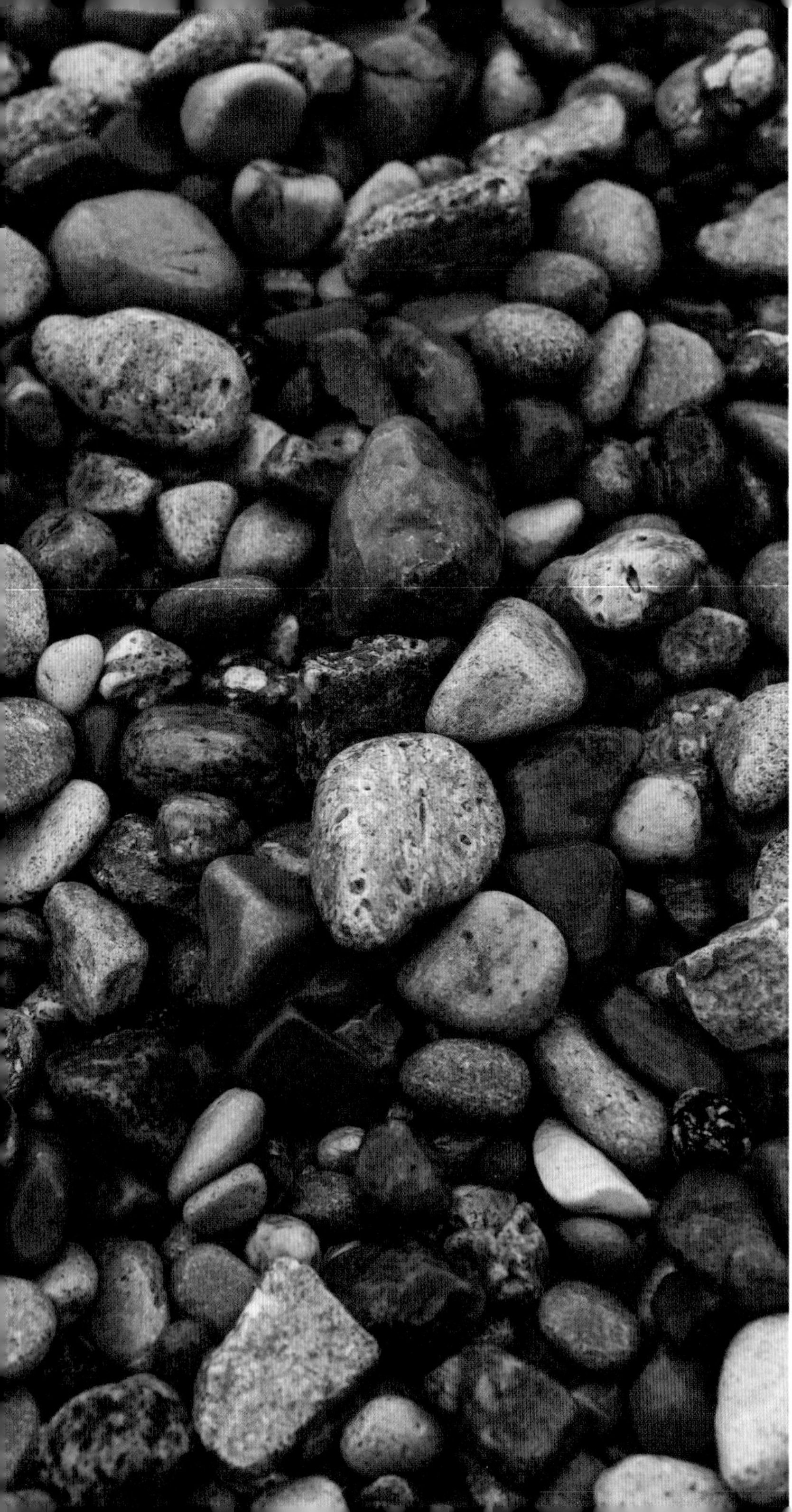

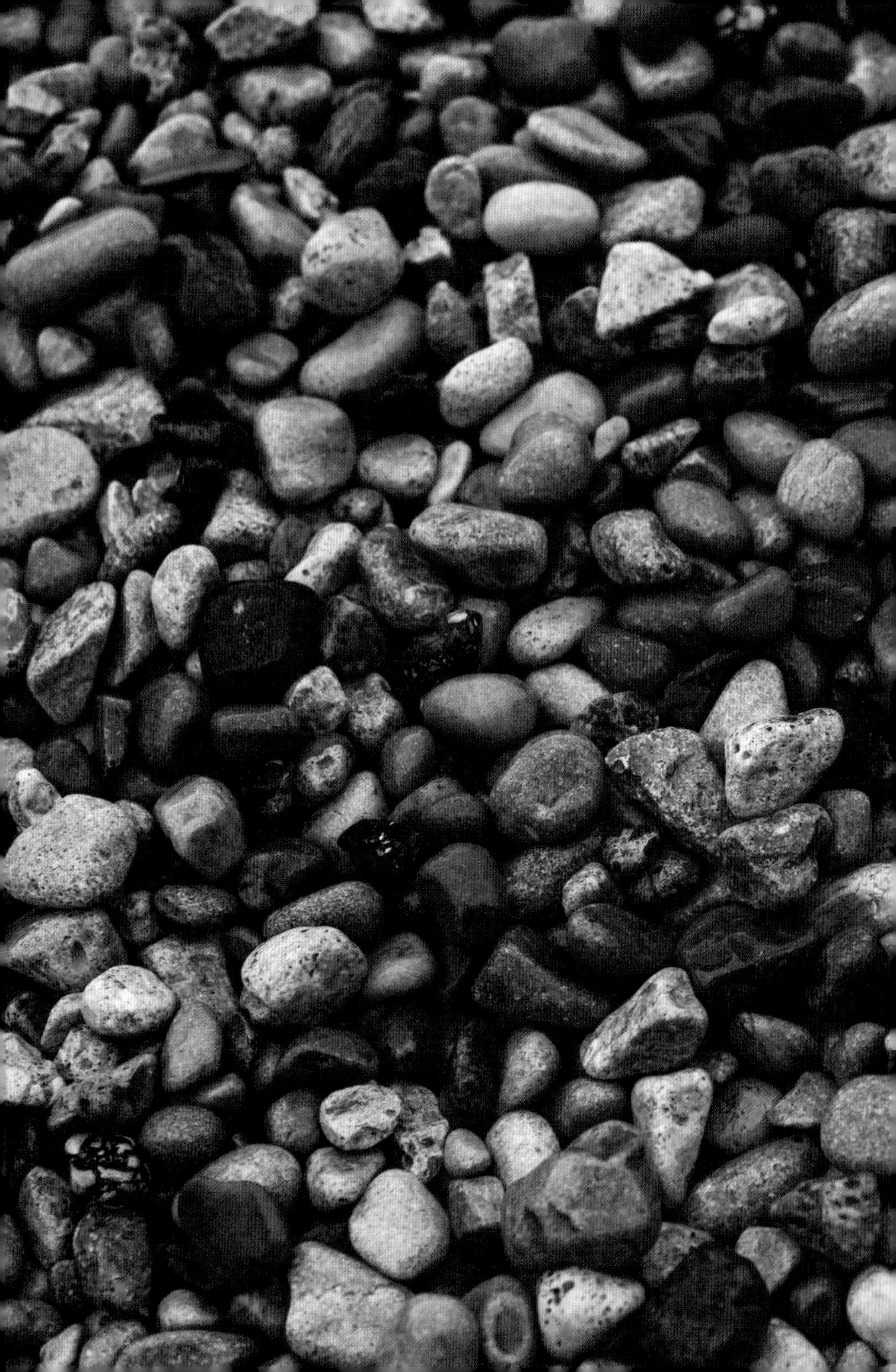

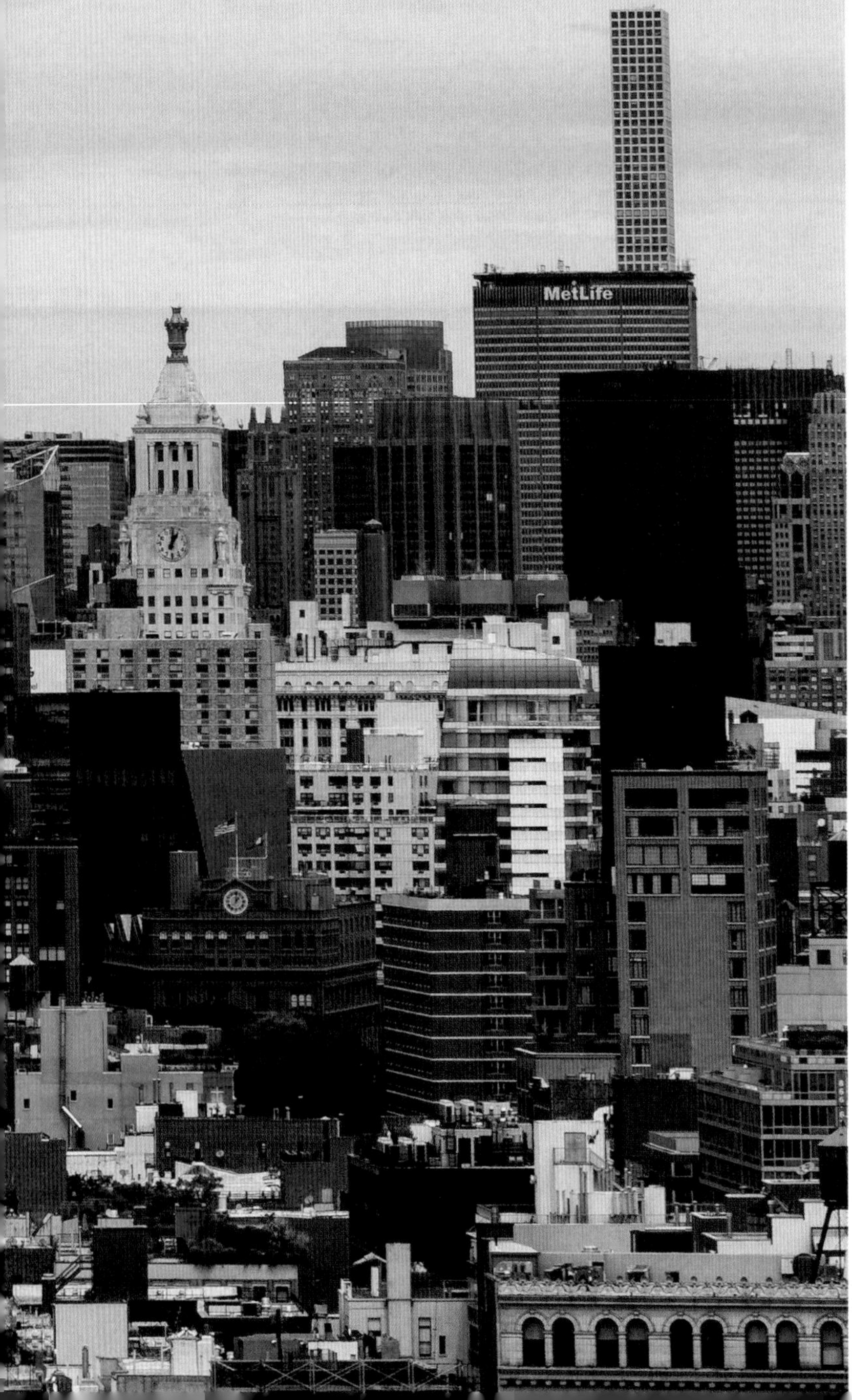

第4週

脳を刺激する③

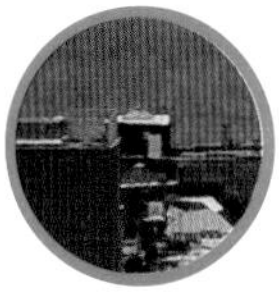

写真の見方

左の写真から、この建物を見つけてください。答えは94ページにあります。

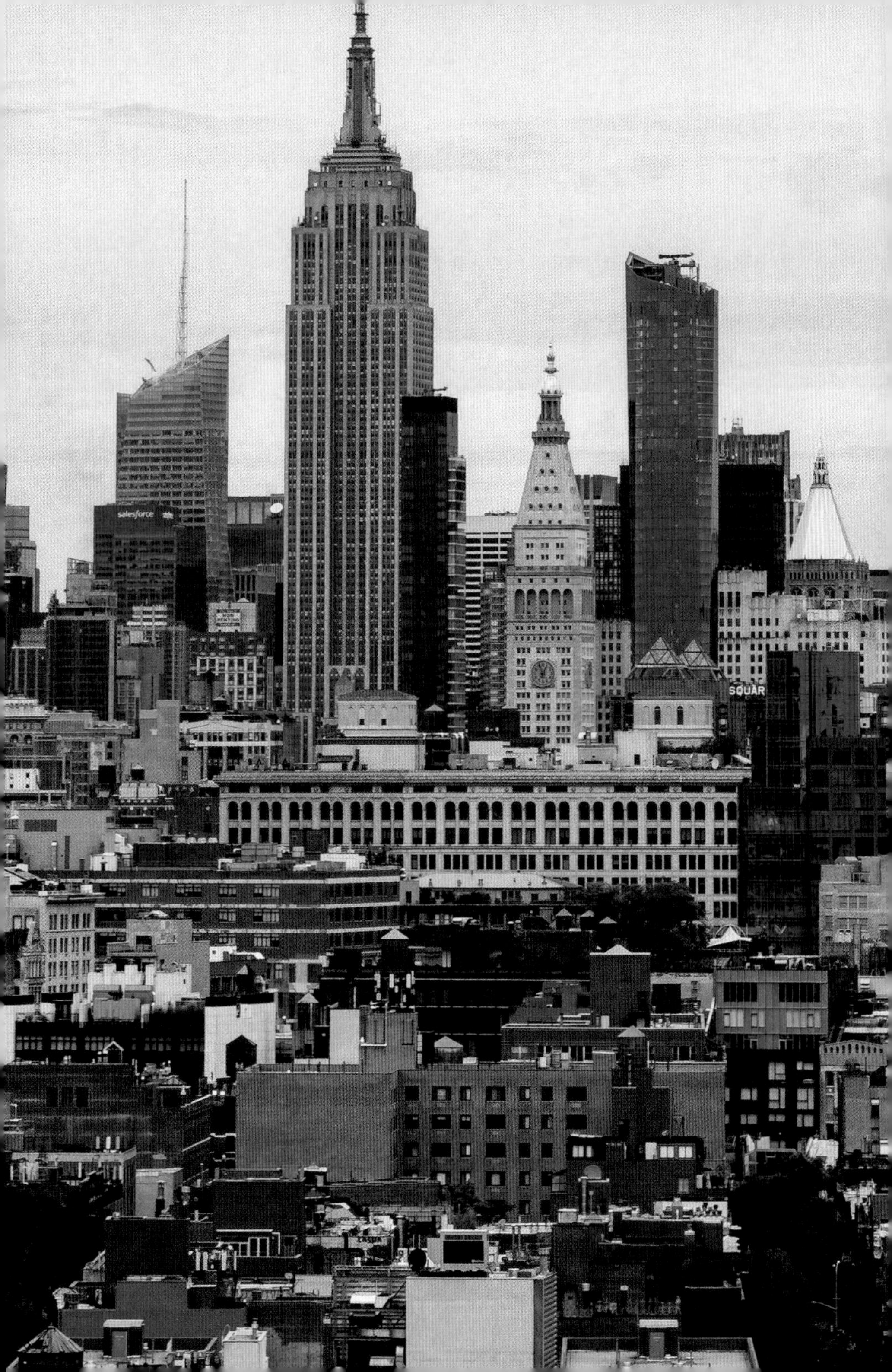
salesforce

脳を刺激する④

写真の見方 緑色のリボンのプレゼントは、いくつありますか。
答えは94ページにあります。

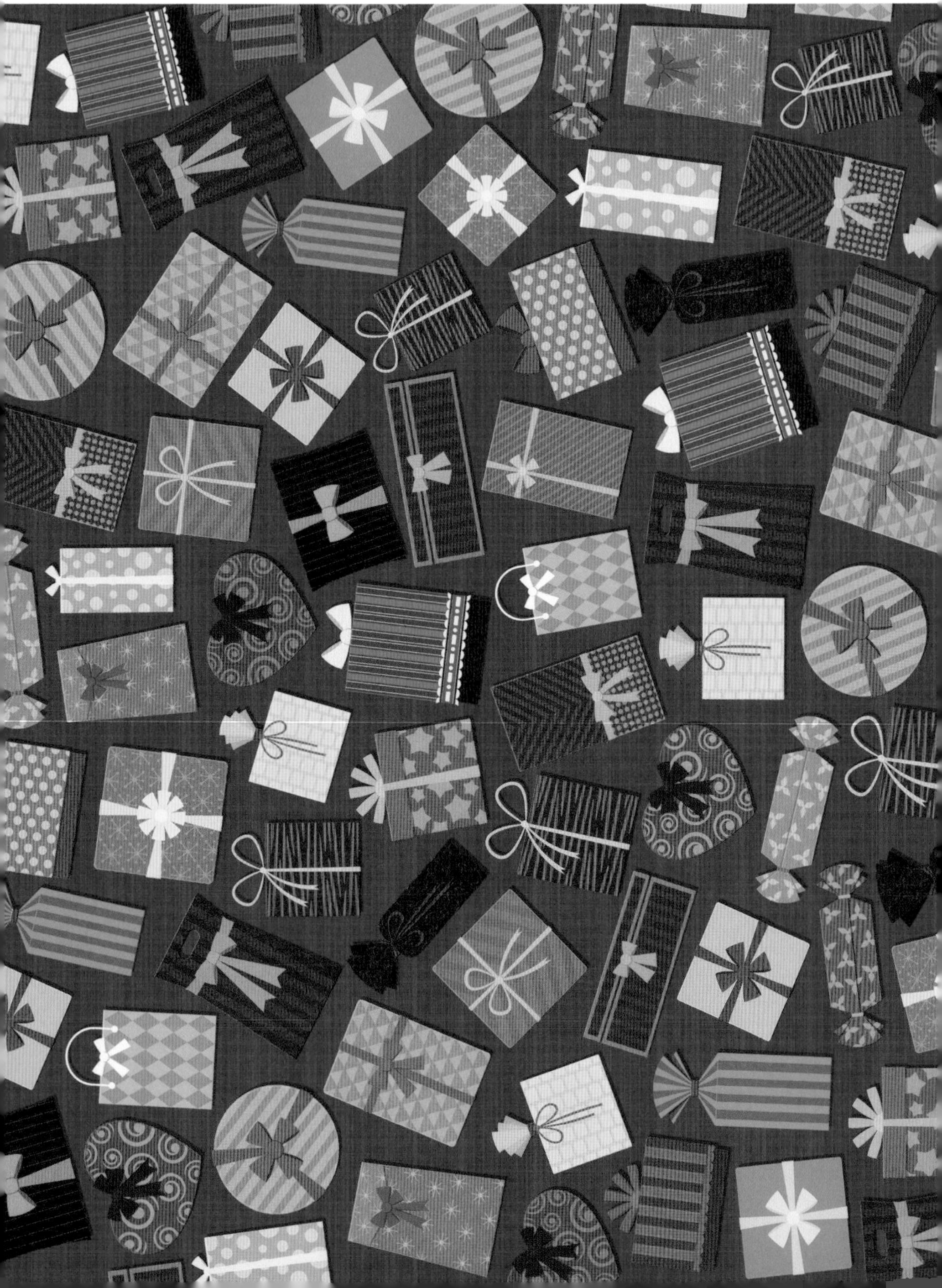

脳を刺激する⑤

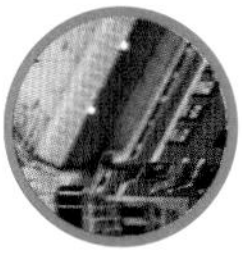

写真の見方

左の写真から、この建物を見つけてください。
答えは95ページにあります。

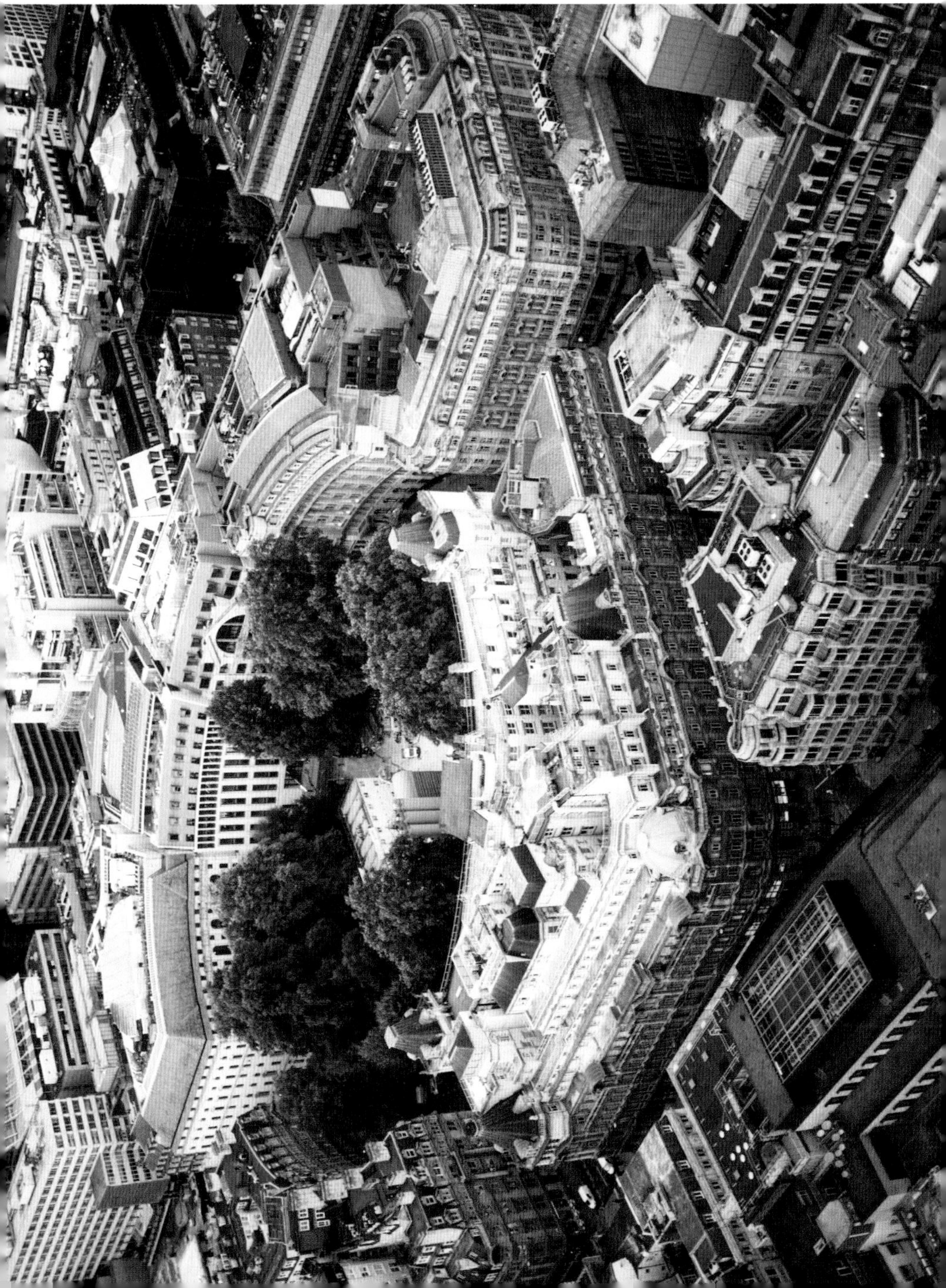

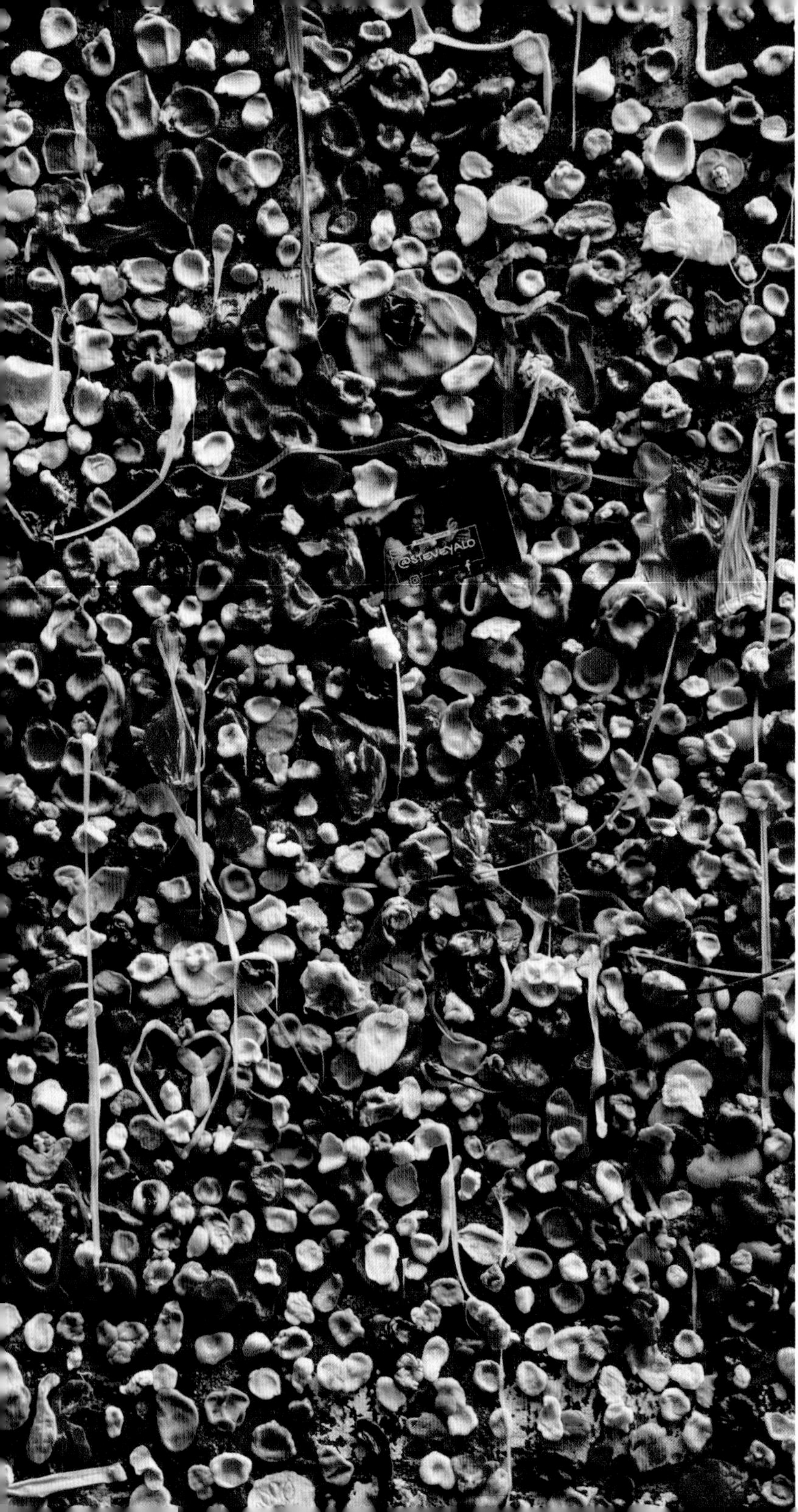

第4週

脳を刺激する⑥

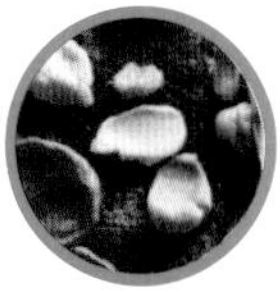

写真の見方

左の写真から、このガムを見つけてください。答えは95ページにあります。

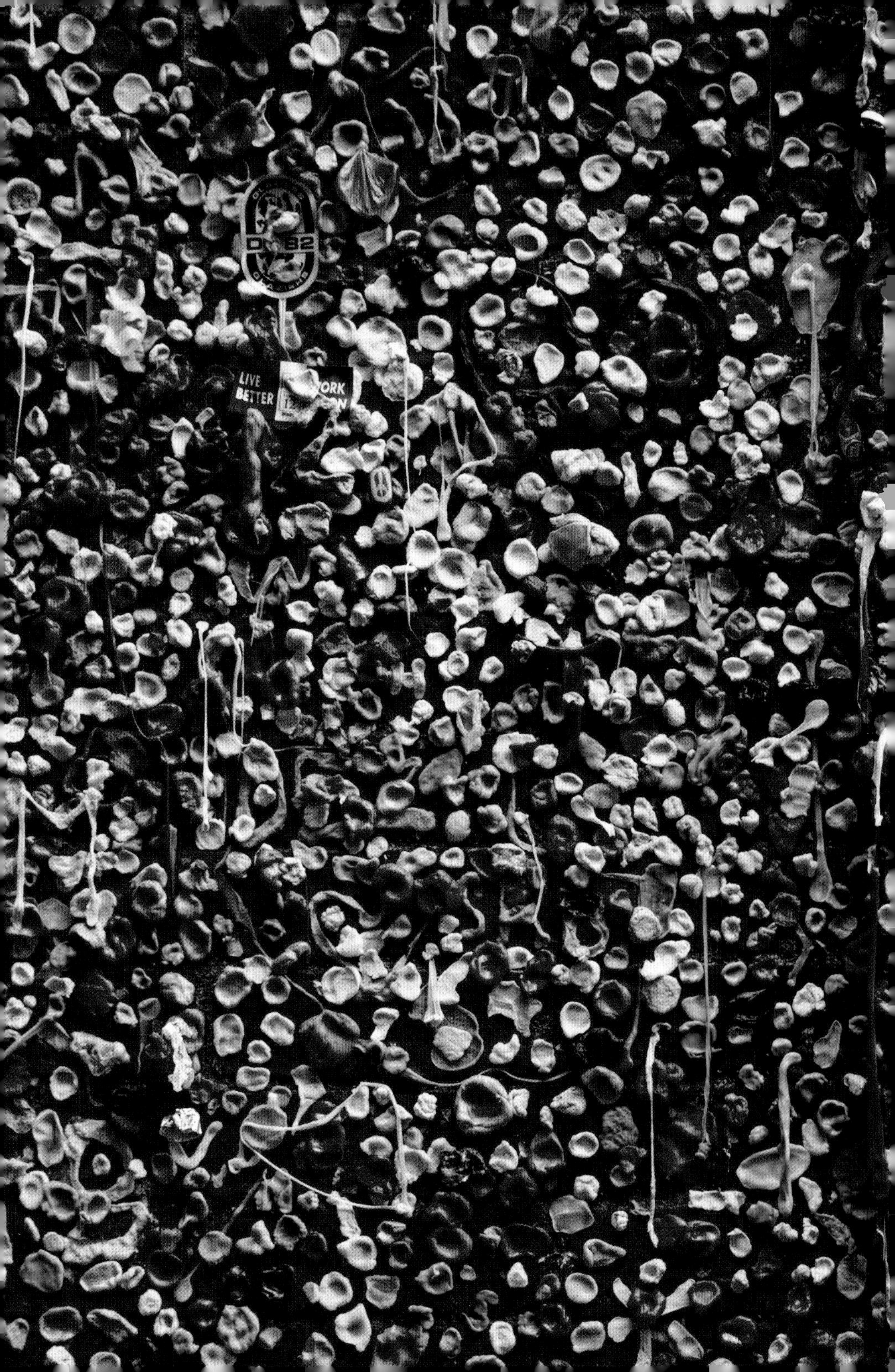
LIVE
BETTER
WORK

第4週

脳を刺激する⑦

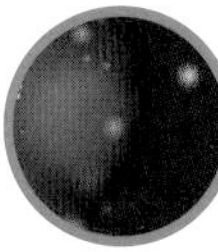

写真の見方

左の写真から、この球体を見つけてください。

答えは95ページにあります。

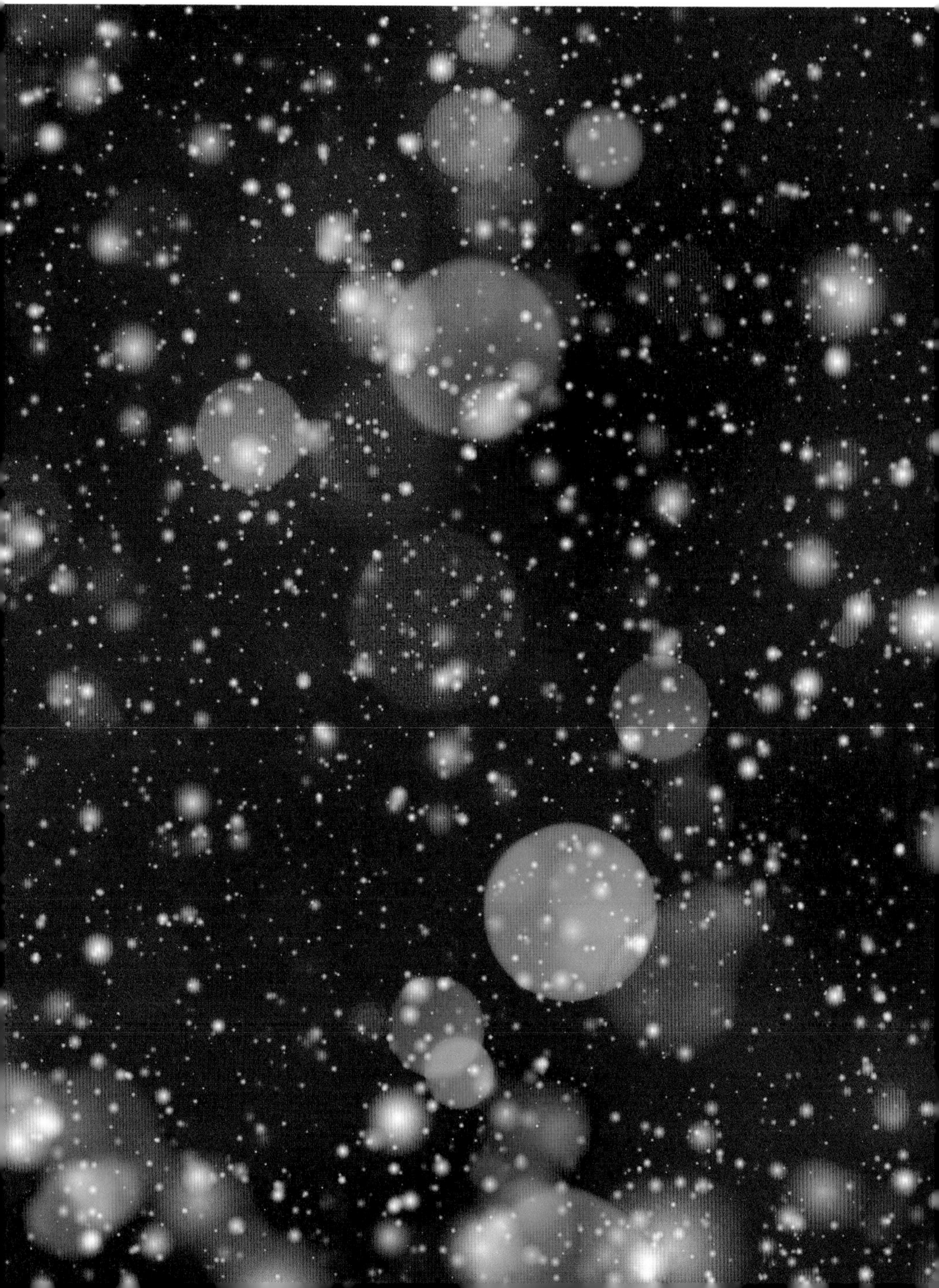

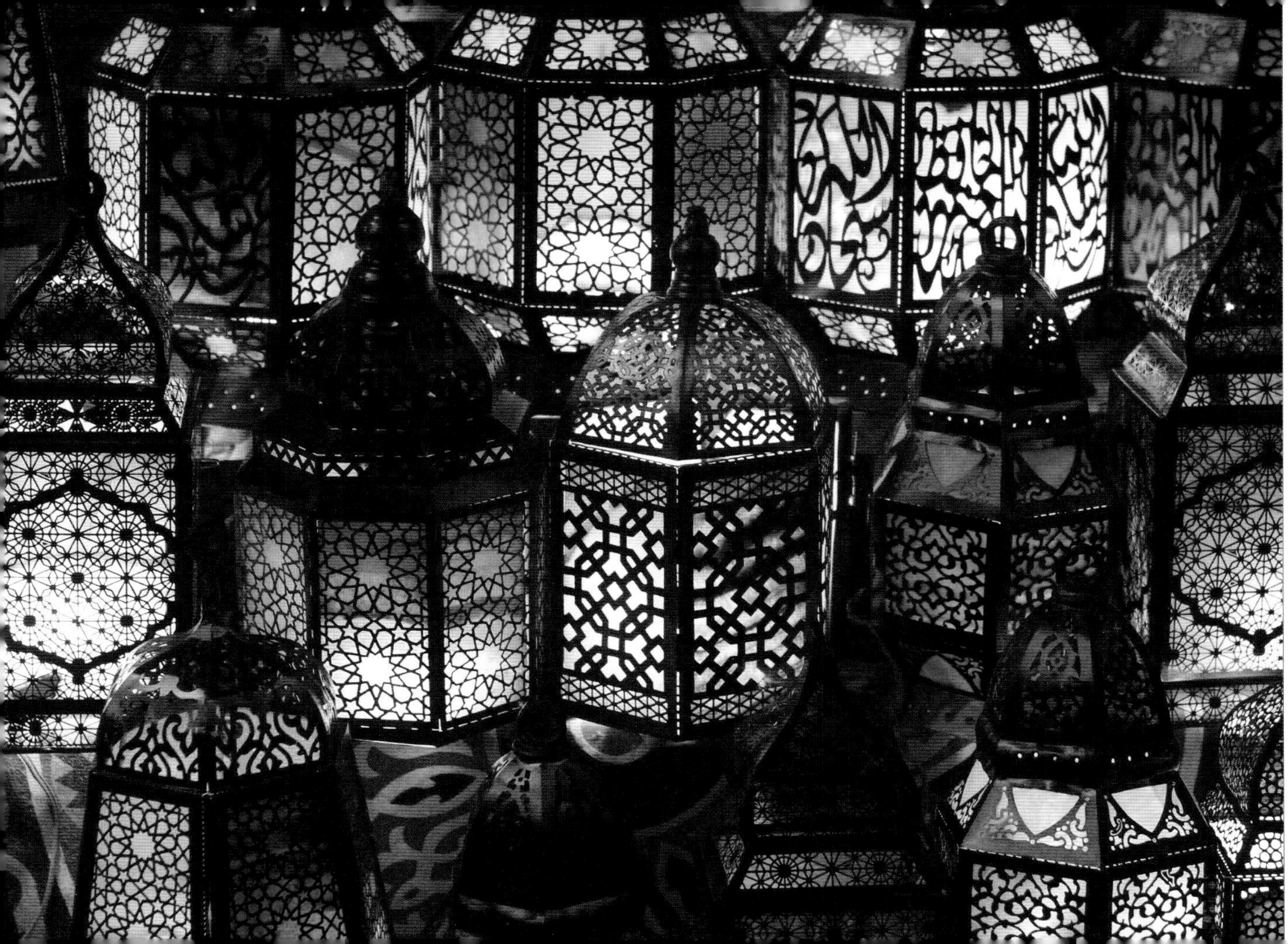

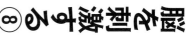

第4週

脳を刺激する⑧

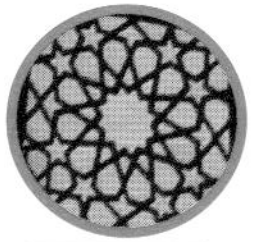

写真の見方

左の写真から、この模様を見つけてください。
答えは95ページにあります。

第4週

脳を刺激する⑨

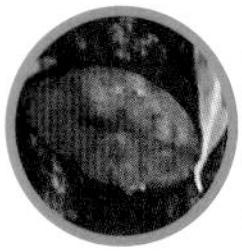

写真の見方 左の写真から、この葉を見つけてください。

答えは95ページにあります。

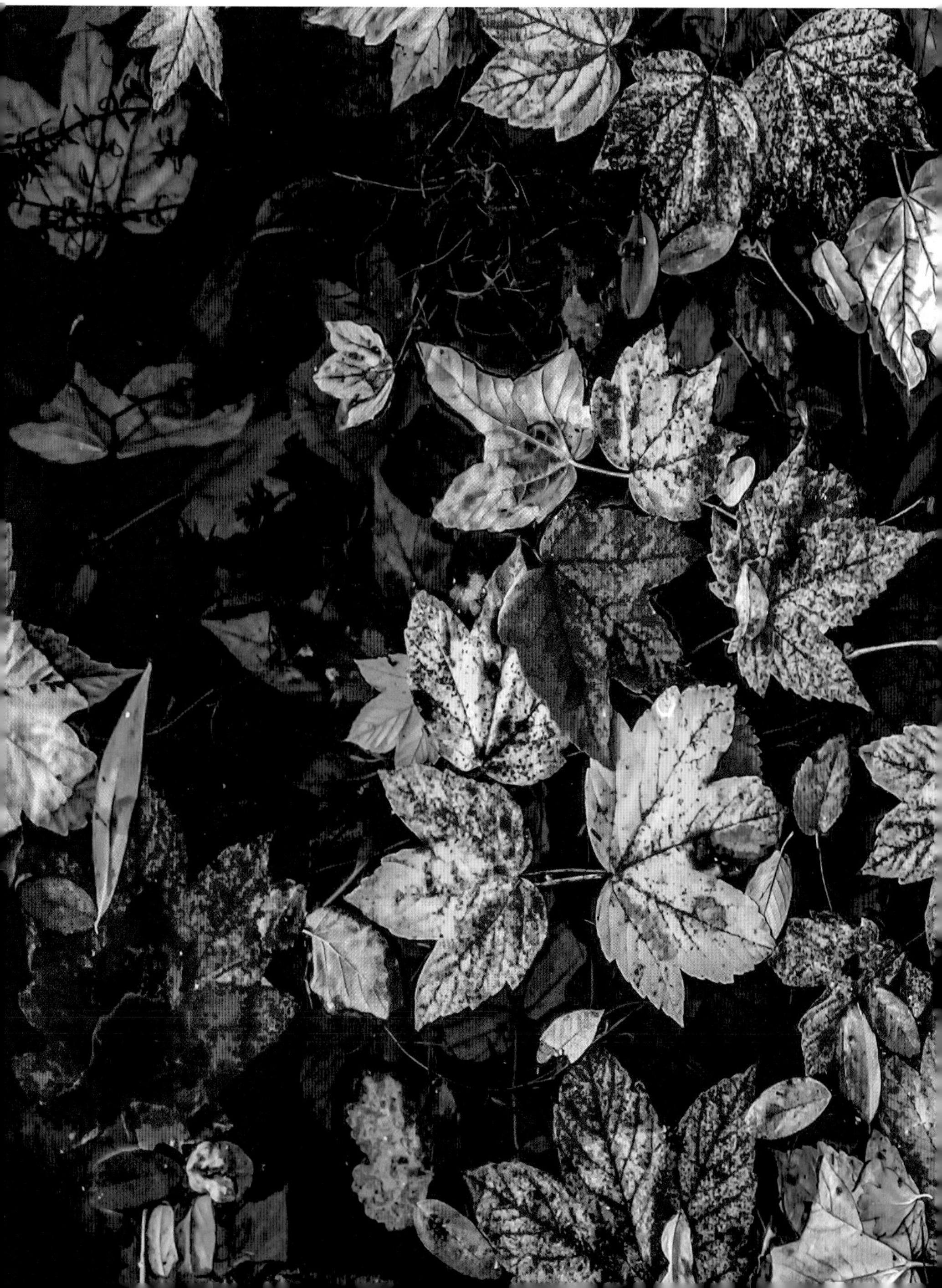

第4週 脳を刺激する⑩

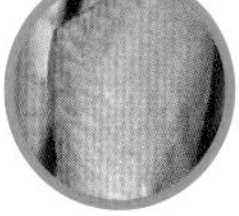

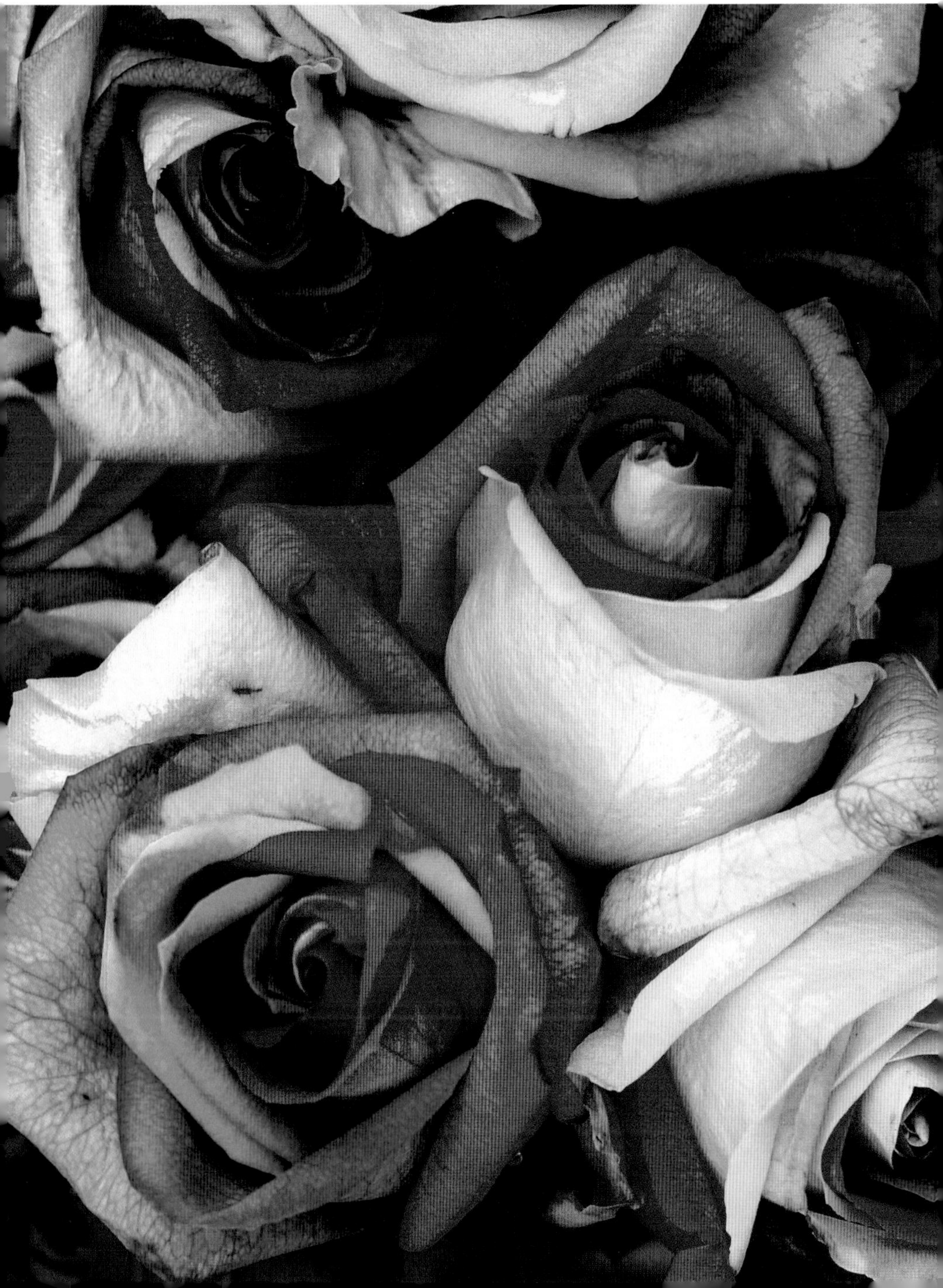

写真の見方 左の写真から、この花びらを見つけてください。
答えは95ページにあります。

目と脳を働かせて脳を刺激する写真 答え

目と脳を同時に使って若返りを目指します。
答え合わせをして間違えていてもOK。続けることが肝心です。

脳を刺激する①

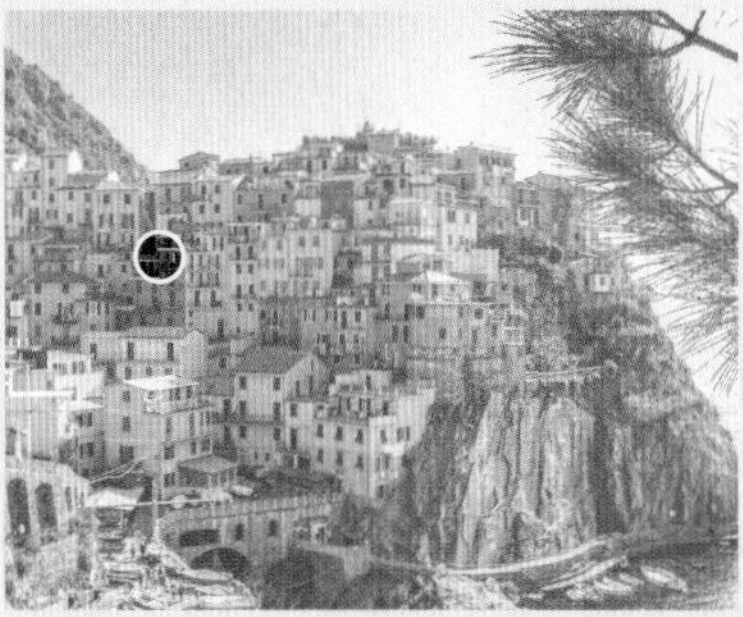

脳を刺激する②

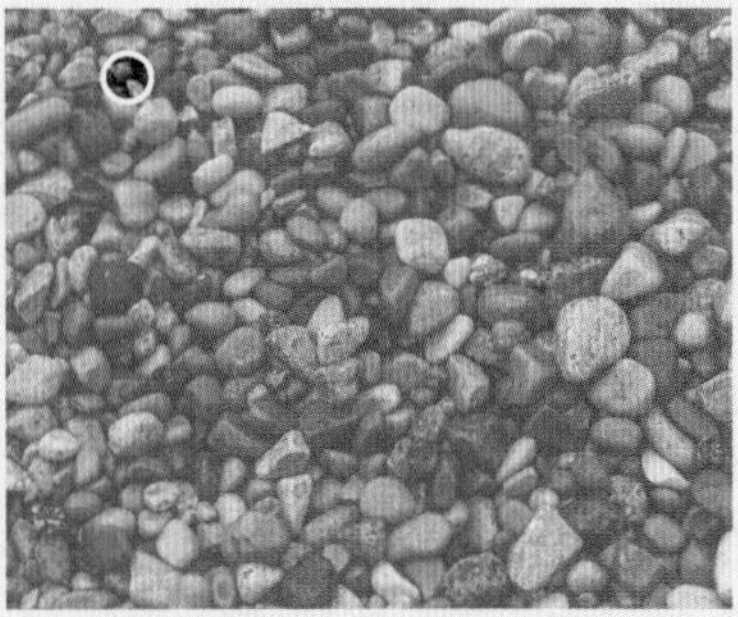

脳を刺激する③

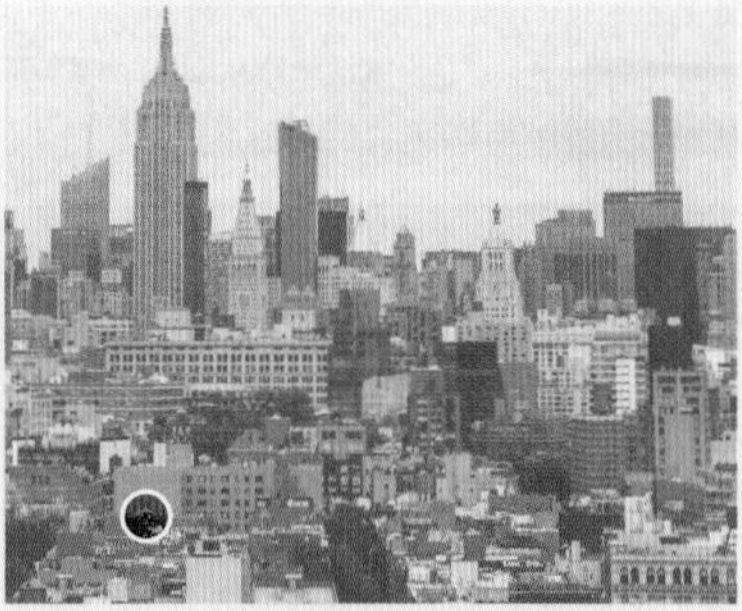

脳を刺激する④

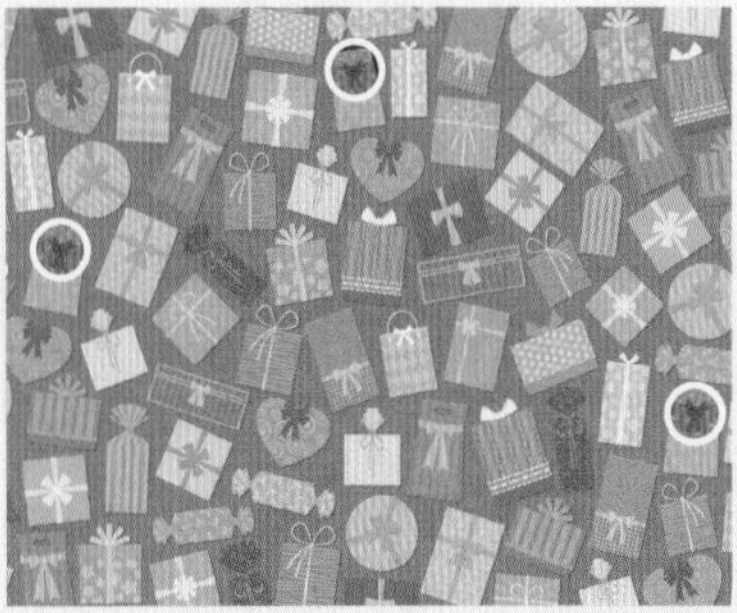

脳を刺激する⑤

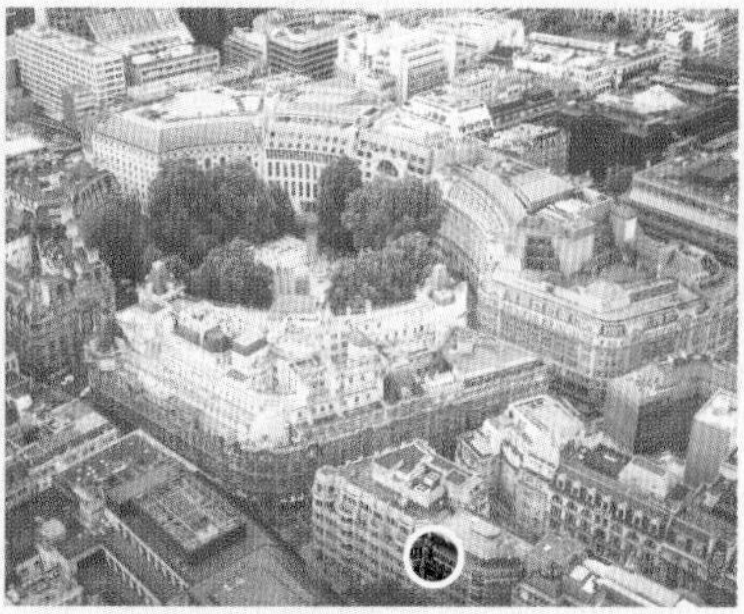

脳を刺激する⑥

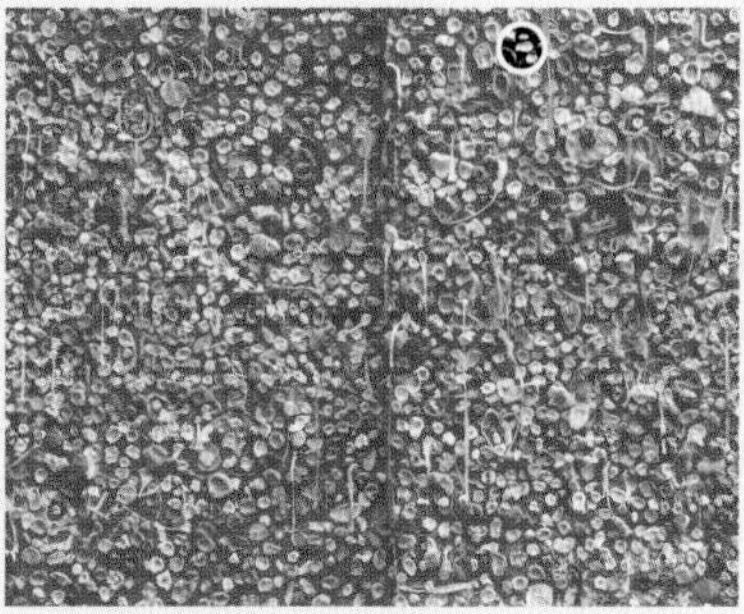

脳を刺激する⑦

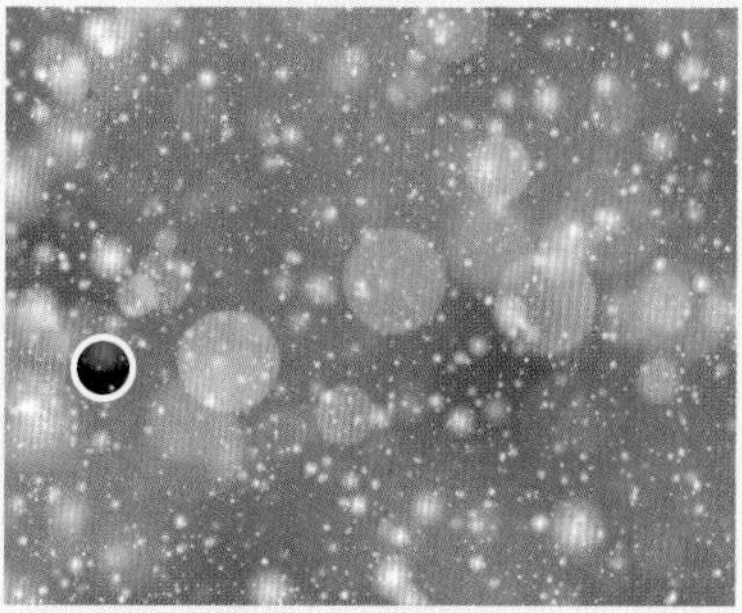

脳を刺激する⑧

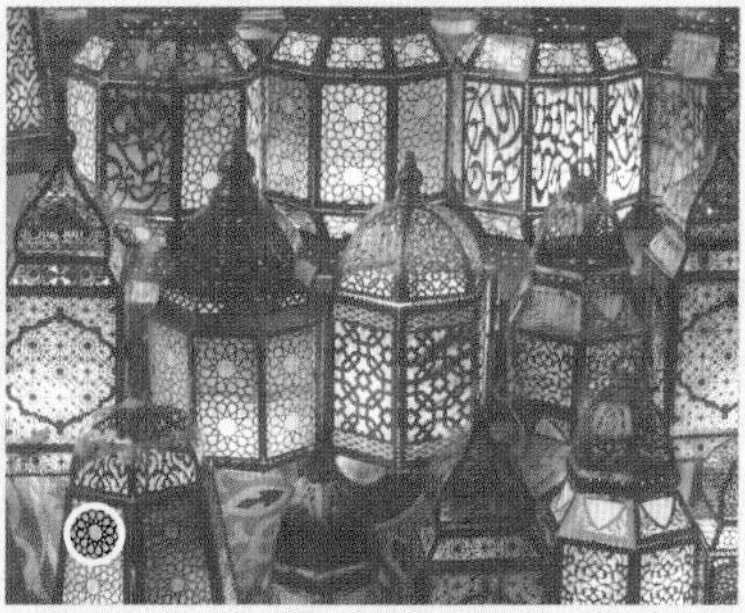

脳を刺激する⑨

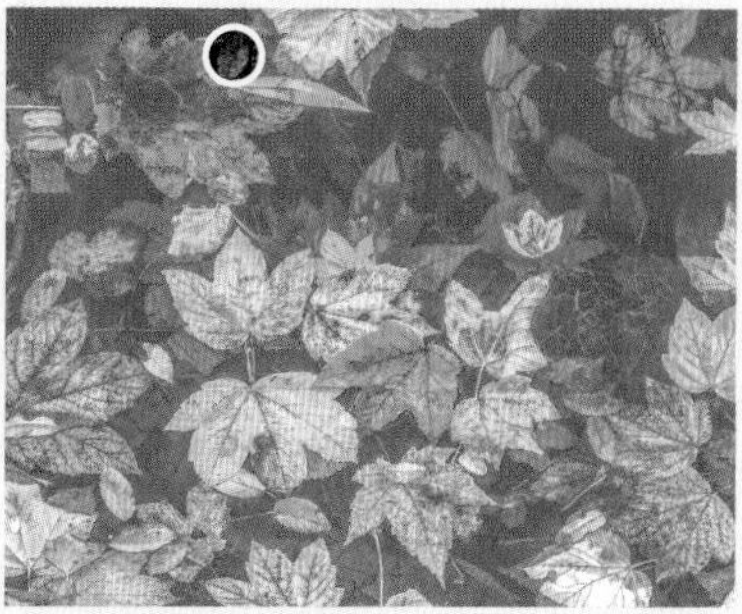

脳を刺激する⑩

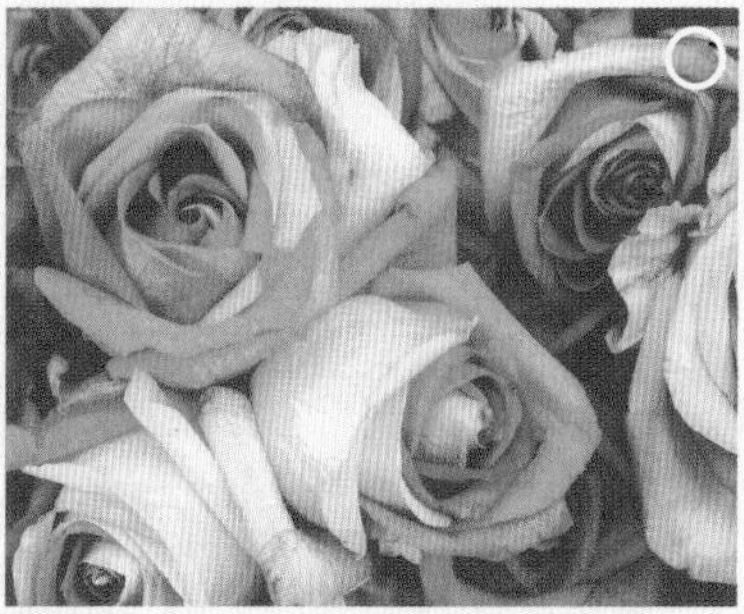

1日たった30秒!

自ら視力をはかって「見る力」を意識する

日常的に視力をはかることで、モチベーションと視力をアップする視力回復法。この章では、具体的な視力チェック方法と、目のトラブルを紹介します。「チェックシート①〜⑤」を切り離して使用してください。

チェックシート①

近視

日本人の約3分の1が近視だといわれています。近くにあるモノや人は見えても、遠くにあるものがぼやけて見えにくくなっている状態。トレーニングによって回復しやすいのも特徴です。

チェックシート②

老眼

加齢とともに自覚症状が表れてくる老眼。老化によって対象にピントを合わせる調節機能が衰え、近くがぼやけたり、目がかすんだりします。自覚症状が表れるのは40代以降ですが、20代から目の老化はゆるやかに始まっています。

チェックシート③
加齢黄斑変性症

主な症状は、視界のゆがみや視野の欠け。やがて失明してしまうこともある疾患です。障子の枠など、格子状のものがゆがんで見えたら、すぐに眼科を受診しましょう。ただ、両目で見ていると異常に気づきにくく、発覚が遅れるという特徴も。

チェックシート④
白内障

水晶体が白くにごり、光をまぶしく感じたり、最悪、失明してしまったりと、日常生活に支障が出る目の疾患。老眼鏡をかけても新聞の文字が読みにくい、メガネをかけても視力が矯正できない場合は、早めに眼科を受診しましょう。

チェックシート⑤
緑内障

眼圧が上がり、視神経が圧迫されて、視野が狭くなる疾患。視界の中心部から外れたところの視野が欠けていき、最終的にはすべての視野が失われてしまいます。患者自身が視野の欠けを自覚するのはまれです。

目のトラブルは早期発見が重要

視力をはかることは、自分の視力を意識するだけでなく、目の疾患の早期発見につながります。早期発見は早期回復のカギ。80歳まで裸眼生活を実現するためにも、今日から視力をはかる習慣を身につけましょう。

チェック
シート
①

一般視力

〝遠くの見え方〟を確認しましょう。ここでは一般的な視力検査でも使われる「ランドルト環《かん》」と呼ばれるC字の向きを識別する方法を用います。メガネ、コンタクトを外して裸眼ではかりましょう。裸眼でもっとも大きいランドルト環が見えない場合は、はかる距離を近づけるなど、自分で調整してください。

洗面台横やテレビ横などに貼り、好きなタイミングで行いましょう。

検査方法

1
チェックシート①を明るい部屋の見やすい壁に貼り、3メートル離れた場所に立ちます（イスに座った状態でもOK）。

2
まず、両目で上から下にランドルト環の切れ目の方向を「上、下、右、左」と識別。目を細めずに確認できる、最小のランドルト環の横に書かれた数値が、現在のあなたの視力です。

3
両目の視力がわかったら、片目を手で覆って、右目と左目それぞれの視力を測定します。

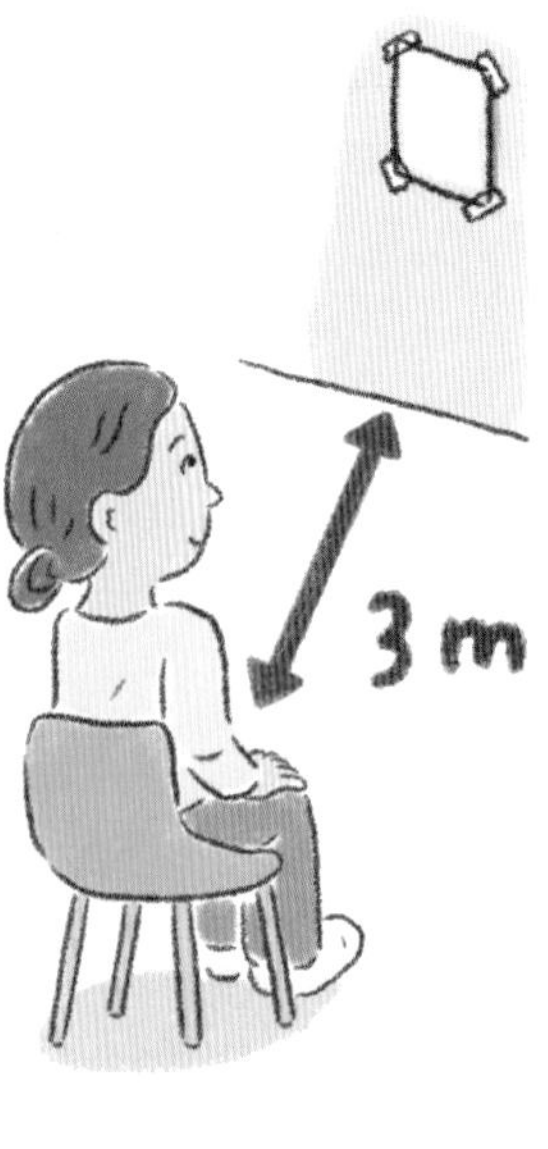

カバーの裏に実際の大きさのチェックシートがありますので、
そちらをご利用ください。

縮小版

チェックシート① 〈一般用〉視力表

3m用

“遠くの見え方”をチェックします。

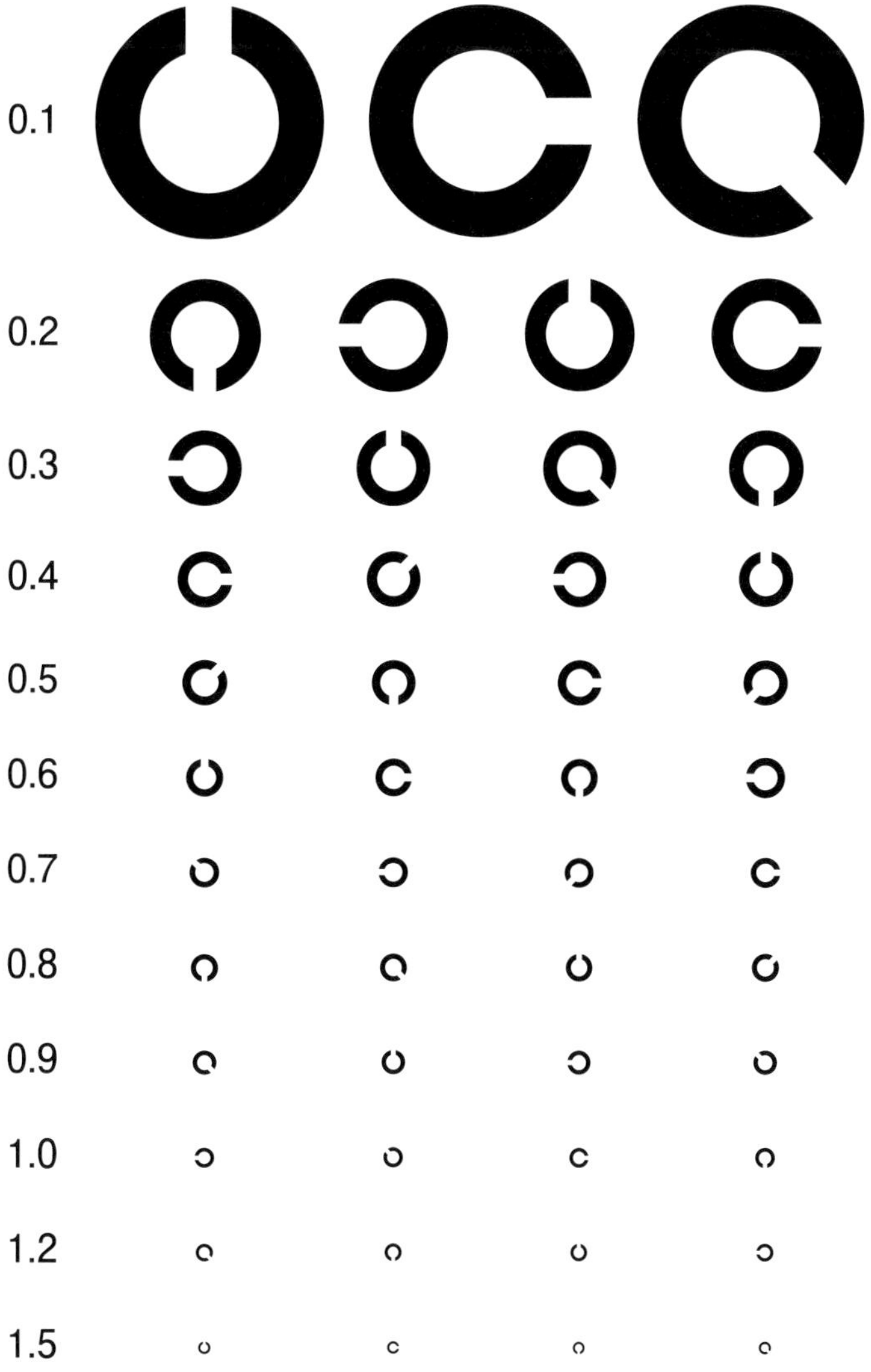

チェック
シート
②

老眼

〝近くの見え方〟を確認します。近距離でランドルト環のC字の切れ目を識別して視力をはかることで、老眼の進行度がわかります。メガネをかけて行っても問題ありません。

40歳を超えた人や、普段から目を酷使している人は目の老化が進んでいる可能性が高いです。

一般に老眼鏡が必要な視力は、0・3〜0・4あたりから。このシートは0・1まではかることができます。

検査方法

1 チェックシート②を机の上に置いたり手で持ったりして、目から30〜40㎝離します。ただし、一度0・1が認識できる距離を確定したら、いつも同じ距離ではかりましょう。

2 まずは両目の視力をはかります。上から下へ、ランドルト環の向きを「上、下、右、左」と識別していきます。

3 両目の次は片目ではかります。片方の目を手で覆い、もう一方の目も同様にチェックしていきましょう。

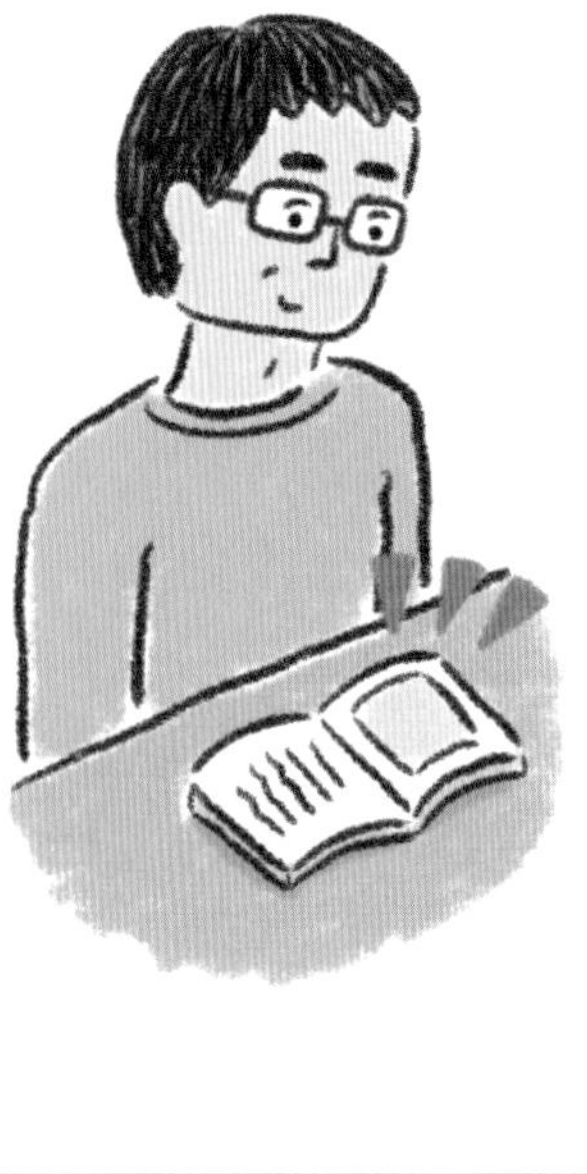

チェックシート②〈老眼用〉視力表 30cm用

“近くの見え方”をチェックします。

こまとめて そてうちはらう かけもなし さののわたりの ゆきのゆふくれ

V = 0.4
D = 0.75

よわからは よわきかままに かみにゆけ みちになくこを たれかへりみむ

V = 0.3
D = 1.0

きみかよの しるしとそみる すみよしの まつふくかせも のとけかりけり

V = 0.2
D = 1.5

まえかみも またわかくさの にほひかな

V = 0.1
D = 3.0

チェックシート③

加齢黄斑変性症

「アムスラーチャート」とも呼ばれている、加齢黄斑変性症の発症の有無を確認するシートです。まずは裸眼で検査し、見づらいときはメガネを使用してください。

シートに描かれた格子がゆがんで見える、一部が欠けて見えるなどの場合は要注意。加齢黄斑変性症の疑いがあるので、すぐに眼科を受診しましょう。放置すると失明に至る危険な疾患です。早期発見、早期治療を心がけましょう。

検査方法

1 チェックシート③を、目から30㎝離して持ちます。

2 片目を覆い、左右交互に見え方の確認をしましょう。その際、チェックシート中央にある白い点を見てください。

3 すべての線がまっすぐ見えていますか？ 欠けて見える部分はありませんか？

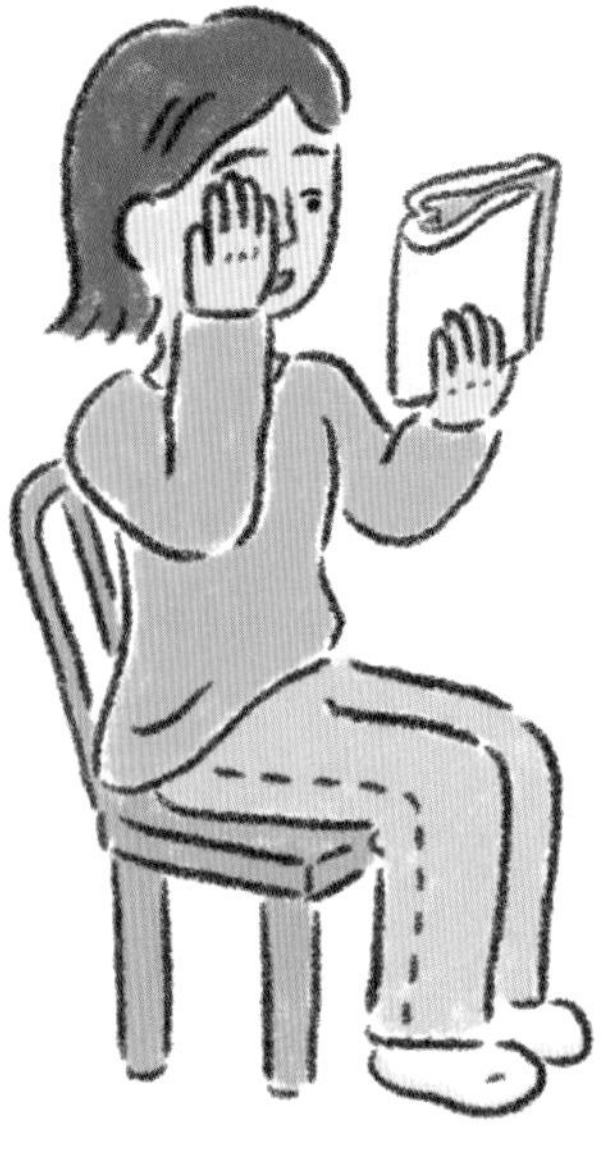

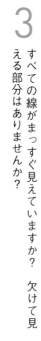

チェックシート③〈加齢黄斑変性症〉

網膜の老化で、視界のゆがみや欠けがないかをチェックします。

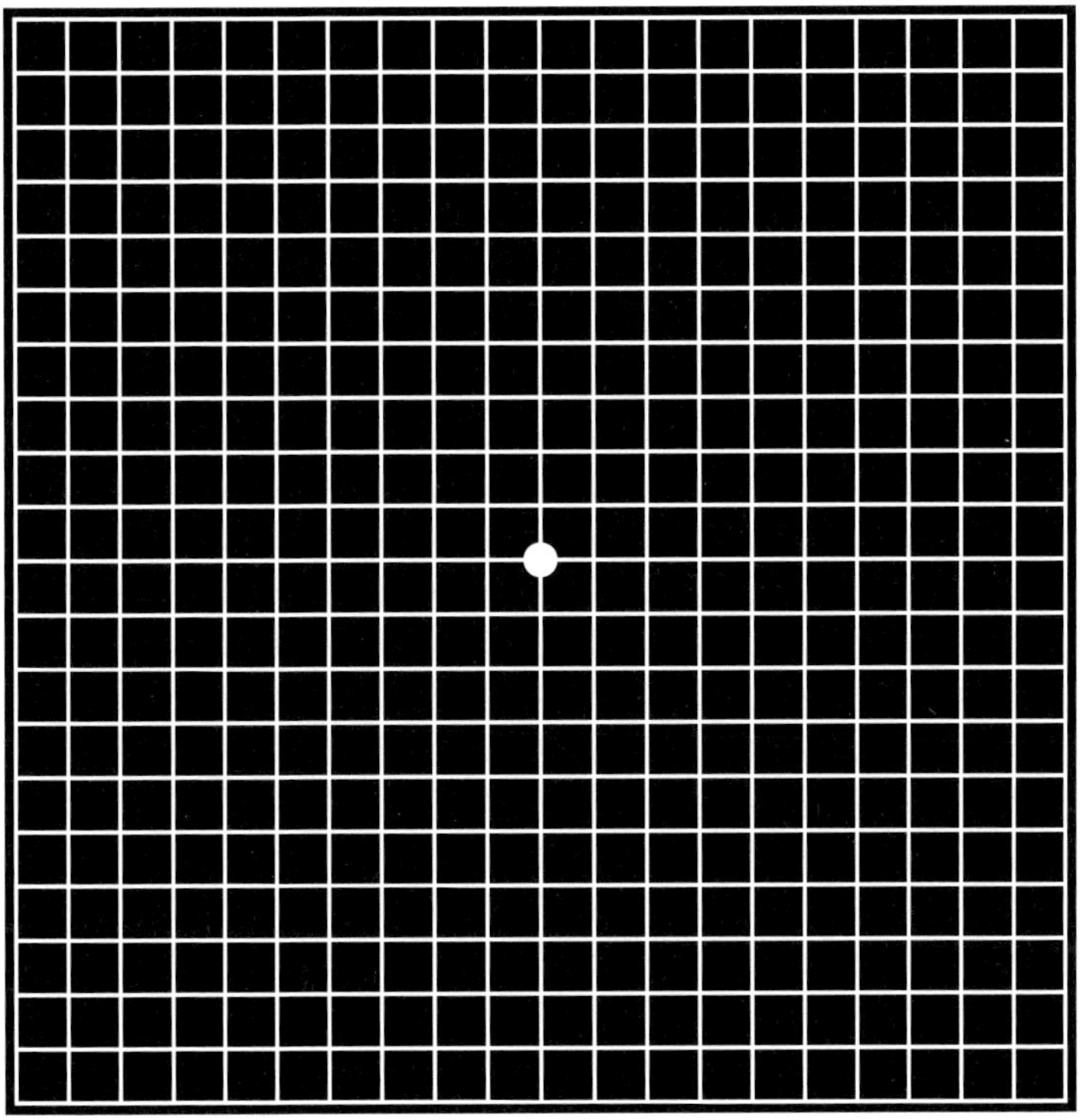

チェックシート④

白内障

白内障の症状の有無を確認します。シートの上段の文字が0~2個しか識別できない、下段の文字も0~2個しか識別できない場合は、白内障の疑いがあります。シート上は問題なくても、視界のかすみやぼやけ、二重三重に見える、光がまぶしく感じる、急な視力低下などの症状があるなら、なるべく早く眼科で検査を受けてみてください。早めの対策で改善する可能性があります。

検査方法

1 チェックシート④を、目から30㎝離して持ちます。

2 片目を手で覆い、左右交互にチェックします。

3 右目で見たとき、上段の文字はいくつ見えますか?
左目で見たとき、下段の文字はいくつ見えますか?

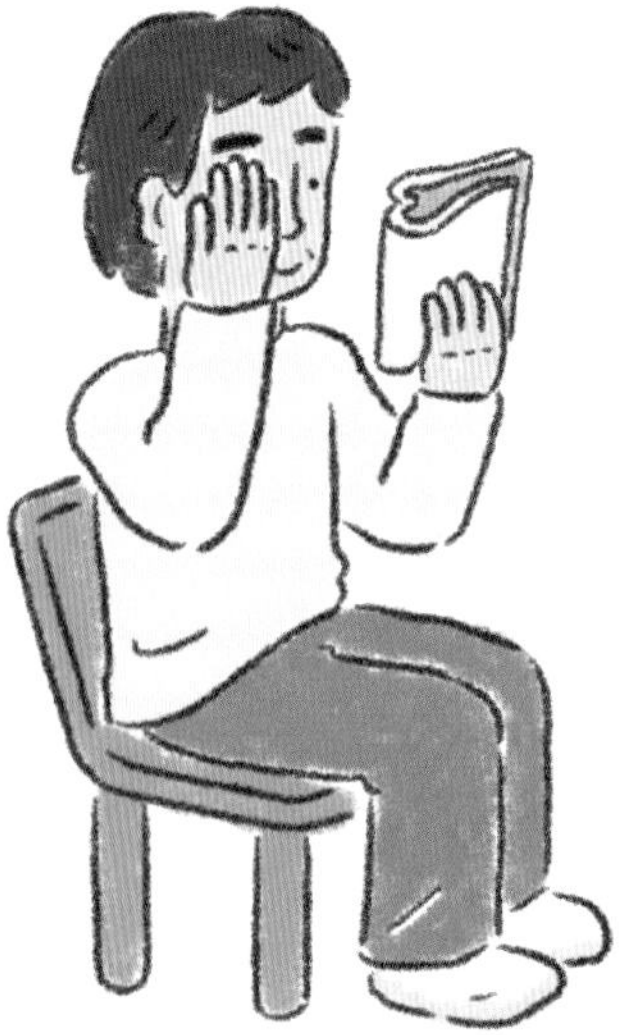

チェックシート④〈白内障〉水晶体が白く濁って、視界がくもっていないかをチェックします。

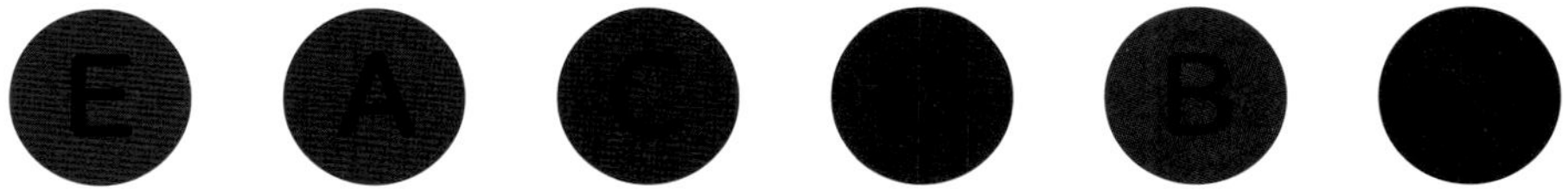

チェック
シート
⑤

緑内障

緑内障の症状の有無を確認します。これまでと同様に、まずは裸眼で検査しましょう。見にくい人はメガネをかけても問題ありません。

左右の目を片方ずつチェックして、上下の□や記号の見え方に違和感がある人は要注意。放置すると失明する危険があるので、早めに眼科を受診しましょう。

ただし、視野障害を自覚する段階では、緑内障がかなり進んでいる可能性があります。

検査方法

1 まずは右目をチェック。シート⑤の★印が右側にくるように両手で持ちましょう。

2 左目を手で覆い、右目で●印を見ながらシートをゆっくり前後に動かし、★印が盲点に入って視界から消える位置でシートを止めます。

3 中心線をはさんだ、上下の黄色い□の中にある記号の見え方は同じですか？　上下のどちらかで見えにくいところはありますか？

4 続いて左目をチェック。シートを逆さにして★印が左に来るように持ちます。右目を手で覆い、右目と同じ方法で検査を進めてください。

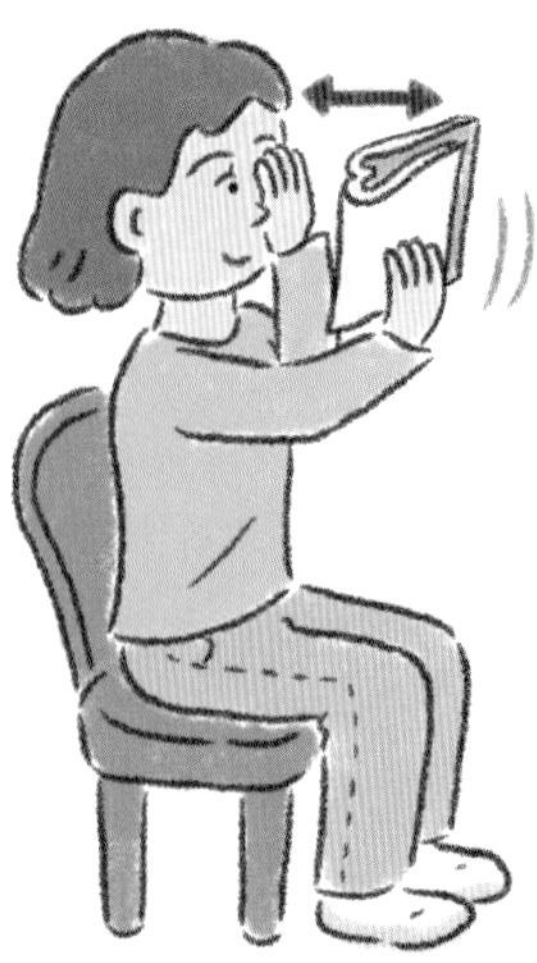

チェックシート⑤〈緑内障〉

視神経の障害で、視野が欠けていないかをチェックします。

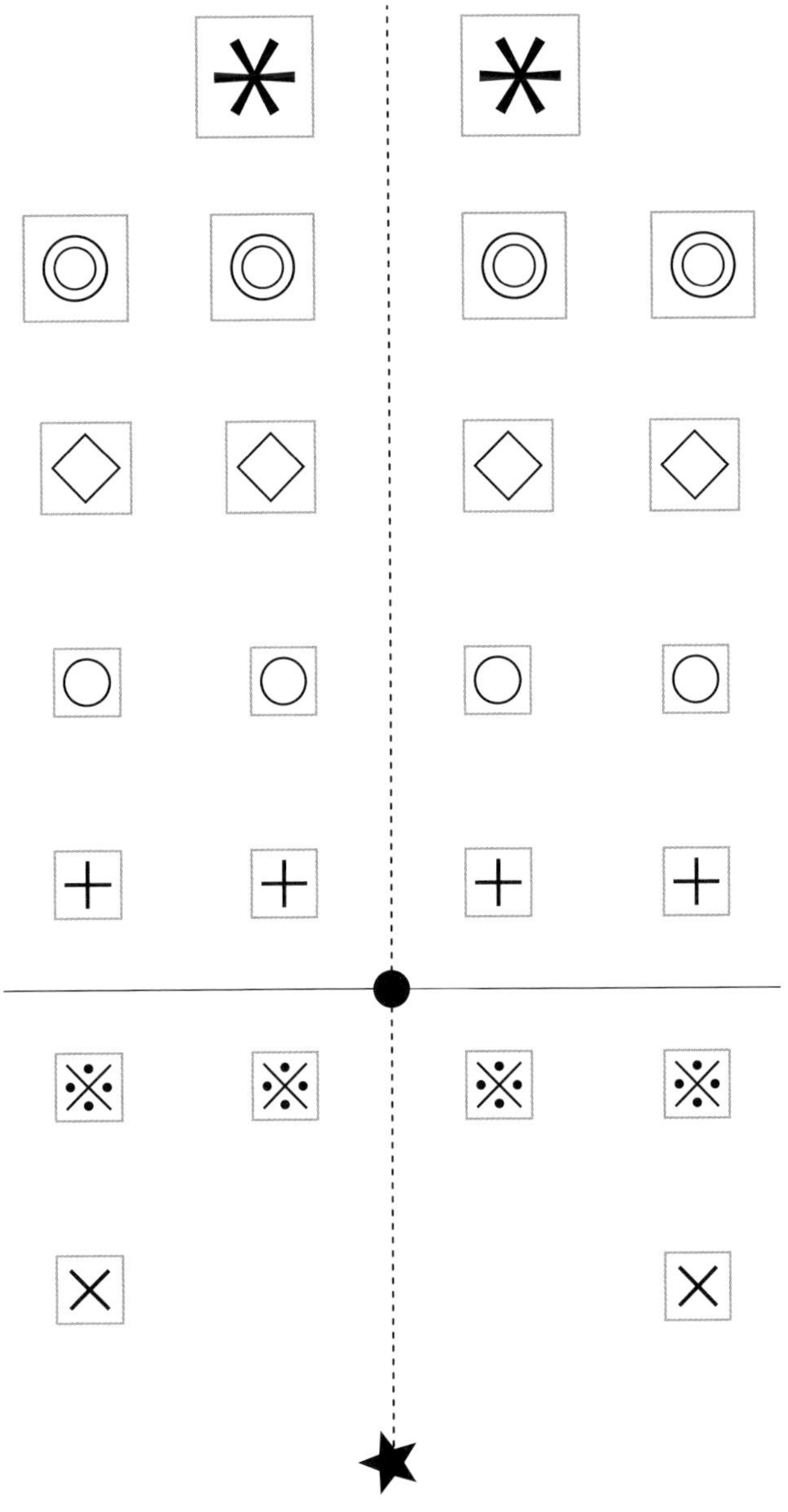

健康な目を手に入れる6つの生活習慣

今日からスタート！　目のためにできる6つの生活習慣

習慣 1

メガネやコンタクトレンズをしない〝裸眼時間〟を増やす

メガネやコンタクトレンズは視力を補正する〝松葉杖〟。頼りすぎてしまうと、自力で目をよくする力を弱めてしまいます。裸眼時間を設けて、本来の視力を脳に認識させましょう。

習慣 2

電車内や駅のホームで、「通勤しながらトレーニング」

毎日使う最寄り駅のホームから見える、看板や時計を確認し、その日の目の調子をチェック。また、電車内では車窓を通り過ぎる看板の文字などを見ながら「遠く、近く、右、左」など四方八方にピントを合わせて眼球を動かすと、目の筋肉をほぐしつつ、脳を刺激できます。

習慣 3

老眼鏡をかけて遠くを見る

＋2・5の強度がある度が強いメガネをかけて、5分ほどボーッと遠くを見る「雲霧法《うんむほう》」。これを行うだけで視力がアップする人もいます。目の緊張をほぐし、視界を良好にします。

習慣 4

朝日を浴びてメラトニンの分泌を促す

朝日を浴びると脳が光に反応して「メラトニン」というホルモンを分泌しやすくなります。目の血流回復にも有効といわれているので、朝日を浴びることは目の血流不足防止につながります。

習慣 5

背中と首を正しい位置でキープしてよい姿勢を保つ

猫背や、首が前に出る〝悪い姿勢〟が招く首や肩のこりは首と頭部をつなぐ血管を圧迫し、目の血流も滞らせてしまいます。〝背骨の垂直ラインに耳が乗っている〟正しい姿勢を意識しましょう。

習慣 6

タバコ、アルコール、甘いお菓子や飲み物に注意

タバコには血管を収縮する作用があり、血流が悪化します。アルコールには、血中の中性脂肪を増やす作用があるので、血液を淀ませる可能性も。体に悪い嗜好品《しこうひん》は、目にも悪影響を及ぼします。

おわりに

「目」のケアだけでは視力はアップしません。**本当の意味で目の健康を手に入れるには目と脳、全身の血行など、あらゆるアプローチが必要です。**

本書を通して、みなさんにも、そのことが伝わったのではないでしょうか。

何より、みなさんに意識してほしいのは**「目の見え方は心とつながっている」**ということ。目は脳と深くつながっているので、自分の目で見える世界がクリアになるほど、気持ちも前向きになっていきます。仕事へのやる気が上がり、趣味にも没頭できる。**みなさんの人生に輝きが増すはずです。**

ぜひ本書のトレーニングを実践して、快適な毎日を取り戻してください。

本部千博

参考文献

『すぐに実感！　血流を上げる視力改善ストレッチ　自分で目をよくする本』ワニブックス
『たった30秒「はかるだけ！」視力回復法』三笠書房
『眼科医が考案！　眺めるだけで近視と老眼がよくなる本』宝島社
『視力がぐーんとよくなる写真』マキノ出版
※すべて本部千博 著。

眼科医が選んだ
目がよくなる写真30

2020年1月15日　初版第一刷発行

著者　本部千博
発行者　笹田大治
発行所　株式会社 興陽館
〒113-0024
東京都文京区西片1-17-8 KSビル
TEL03-5840-7820　FAX03-5840-7954
http://www.koyokan.co.jp

デザイン　金井久幸＋藤 星夏（TwoThree）
イラスト　田中チズコ
校正　結城靖博
編集補助　島袋多香子
編集人　本田道生
編集協力　株式会社 清談社
印刷　KOYOKAN INC.
DTP　TwoThree
製本　ナショナル製本協同組合

Printed in Japan
ISBN978-4-87723-247-4 C0077